NOUVELLE MÉTHODE

POUR LE TRAITEMENT

DES TUMEURS HÉMORRHOÏDALES.

Paris. — Imprimé chez Bonaventure et Ducessois, 55 quai des Augustins

NOUVELLE MÉTHODE

POUR LE TRAITEMENT

DES

TUMEURS HÉMORRHOÏDALES

PAR

E. CHASSAIGNAC,

Agrégé libre à la Faculté de médecine de Paris,
Chirurgien de l'hôpital Lariboisière.

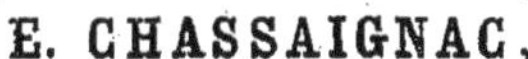

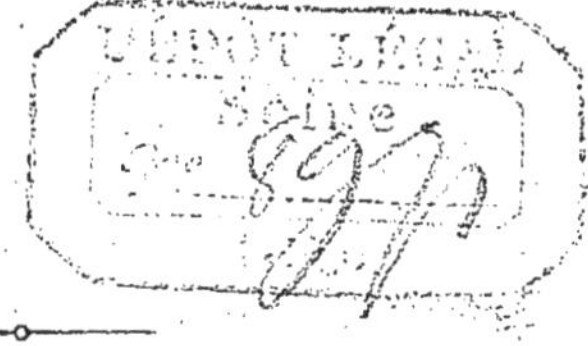

PARIS.
J. B. BAILLIÈRE, LIBRAIRE-ÉDITEUR,
19, RUE HAUTEFEUILLE.

1855

NOUVELLE MÉTHODE

POUR LE TRAITEMENT

DES TUMEURS HÉMORRHOÏDALES.

Pour bien comprendre les indications qui peuvent conduire un chirurgien sage et prudent à entreprendre une opération aussi importante que l'est celle dont on fait usage pour détruire les bourrelets hémorrhoïdaux, il ne suffit pas d'examiner à tel ou tel moment donné l'état de la région malade chez les sujets atteints de l'affection hémorrhoïdaire, il faut suivre ces sujets pendant un certain temps, il faut se faire rendre compte de ce qu'ils éprouvent, de toutes les particularités qui se rattachent à l'existence de leur affection, et alors on comprend toute l'importance de l'opération.

Les accidents liés à l'existence habituelle d'un bourrelet hémorrhoïdal peuvent se rattacher à trois groupes distincts : influence sur le rectum et la région périnéale, influence sur d'autres organes plus ou moins rapprochés, influence générale sur l'organisme.

1° Du fait de la présence d'un bourrelet hémorrhoïdal résulte, pour l'intestin rectum et la région anale, l'existence, sinon constante, du moins fréquente, des complications que voici : abcès périnéal, fistule à l'anus, gerçures de la muqueuse et névralgies sphinctériennes, procidence de la mubueuse rectale, douleurs et difficultés de la défécation, phlegmasies ou fluxions inflammatoires temporaires et plus ou moins fréquemment répétées, malpropreté habituelle, suintement mucoso-purulent et même hémorrhagies. altérations diverses de la peau circonvoisine de la région anale, sentiment de pesanteur et gêne incessante dans cette région, soit spontanément, soit par le contact des vêtements, assujettissement pénible pour la réduction des hémorrhoïdes après chaque défécation.

2° Troubles variés dans l'exercice des fonctions urinaires et génératrices : dysurie, besoin plus ou moins fréquent d'uriner, quelquefois rétention d'urine, hypertrophie des parois vésicales, dilatation de la vessie, hypertrophie prostatique.

3° En général : effets généraux de l'anémie, état permanent de dépression des forces, affaissement moral, tristesse, mélancolie, défiance de soi-même.

Parmi les nombreux inconvénients inhérents à l'existence des tumeurs hémorrhoïdaires, il en est que nous avons observés chez plusieurs de nos malades, et qui, du reste, ont été mentionnés par presque tous les observateurs, nous voulons parler des différents troubles de la digestion, parfois l'inappétence, d'autres fois des digestions lentes, difficiles, douloureuses, les flatuosités, la constipation. Mais ce qui mérite surtout d'appeler l'attention du praticien, c'est l'état d'inertie des parois intestinales, état qui explique la fréquence de la constipation, la distension de l'intestin par des gaz, et, dans la période qui succède à l'opération, le développement considérable que peut prendre le ventre, développement qui en a imposé quelquefois pour une péritonite commençante.

Dans ce gonflement abdominal qui succède en certains cas à l'opération, il importe de distinguer deux causes : d'une part, la rétention d'urine ; d'autre part, la distension de l'intestin par des gaz, distension due à l'inertie intestinale dont nous avons parlé et à l'occlusion trop complète de l'orifice anal immédiatement après l'opération.

Il suffit d'être prévenu de ces diverses circonstances pour ne point attribuer à une péritonite commençante des accidents faciles à dissiper et qui s'aggraveraient indubitablement par le traitement de la péritonite. Les grandes douches intestinales, qui sont un moyen excellent pour combattre ces constipations rebelles, doivent être employées en pareille circonstance. Et quant au resserrement anal, l'emploi des mèches pendant quelques jours suffit, habituellement du moins, à la suite de l'opération faite par écrasement linéaire.

Nous avons observé des individus qui, possédant originairement des aptitudes et des facultés d'initiative très-distinguées, étaient descendus à un état de torpeur et de pusillanimité dont ils se faisaient à eux-mêmes l'aveu, et qui leur créait une existence vraiment malheureuse. Plusieurs même avaient complétement perdu leur carrière ou étaient menacés de la perdre par suite des empêchements sans cesse renaissants auxquels ils étaient exposés.

Ce que nous venons de dire des nombreux inconvénients qui sont attachés à l'existence d'un bourrelet hémorrhoïdal volumineux, donnerait lieu de penser que les individus qui sont atteints de pareilles tumeurs viennent tous réclamer les secours de la chirurgie. Il n'en est point ainsi, et l'on croirait à peine jusqu'où l'on peut pousser l'incurie de soi-même pour supporter tant de souffrances et d'ennuis, si l'on ne savait à quel degré de tolérance peut être amenée l'organisation pour des accidents qui ne surviennent pas d'une manière brusque, si l'on ne savait aussi combien la crainte de la cautérisation par le fer rouge, et l'ennui d'avoir à subir des destructions successives par le caustique, empêchent longtemps les malades de réclamer l'intervention du chirurgien. Ils préfèrent donc composer indéfiniment avec leurs souffrances, écouler leur vie dans un état presque continu de dépression et de tristesse, et ne pas se soumettre à des méthodes qu'ils considèrent comme barbares ou dangereuses. Joignez à cela que chez aucun des sujets atteints de bourrelets hémorrhoïdaux volumineux, il n'y a continuité des accidents habituels au même degré. La chose leur serait absolument intolérable. C'est pour ainsi dire par accès, par poussées inflammatoires que ces bourrelets deviennent douloureux. Or, il est d'observation que dans les affections de ce genre les malades se résignent beaucoup mieux à leurs souffrances, et ajournent volontiers un parti grave qu'ils auraient à prendre.

Il règne dans l'esprit de quelques médecins des erreurs assez fâcheuses touchant la question des tumeurs hémorrhoïdales. Frappés d'une part de la disparition spontanée de certaines dilatations variqueuses, celle du cordon, par exemple, chez les vieillards, ils sont portés à faire application de ce fait aux hémorrhoïdes. C'est là une grave erreur, et les opérations que nous avons faites chez des sujets qui avaient dépassé leur soixante-cinquième année, l'existence des varices aux jambes, chez des individus très avancés en âge, viennent démentir de la manière la plus complète l'analogie qu'on voudrait établir entre ce qui a lieu pour le varicocèle et ce qui s'observe pour d'autres développements variqueux.

On ne croit guère généralement qu'une tumeur hémorrhoïdale puisse amener la perte des sujets autrement que dans le cas d'une intervention chirurgicale suivie d'accidents, ou bien dans l'une de ces circonstances exceptionnelles, comme la phlébite spontanée des veines hémorrhoïdaires, ou bien enfin dans le cas d'une hémorrhagie foudroyante dont on ne connaît probablement que bien peu d'exemples. Mais la mort par le fait d'hémorrhoïdes volumineuses doit au mécanisme par lequel elle est amenée de paraître beaucoup moins fréquemment la suite des tumeurs hémorrhoïdales que cela n'a lieu réellement. En d'autres termes, l'hémorrhagie chronique, comme cause de mort, est très-souvent méconnue, et, à cet égard, nous prierons le lecteur de se reporter à quelques-unes des considérations exposées dans notre travail sur les hémorrhagies des cavités muqueuses (1).

Le fait qui nous a servi de point de départ dans ces recherches est celui-ci : il est des sujets qui périssent par hémorrhagie, sans qu'on se doute du rôle que l'hémorrhagie a joué comme cause de mort.

Ce qui fait méconnaître l'influence des hémorrhagies comme cause de mort, c'est : 1° que les symptômes des hémorrhagies mortelles ne sont pas toujours suffisamment appréciables, et que, même dans le cas où ils sont perceptibles, ils ne sont pas toujours suffisamment appréciés ;

2° Que des pertes abondantes de sang, tout en étant la cause réelle de la mort dans certains cas, ne laissent pas de traces anatomiques assez palpables pour que l'autopsie ait un caractère démonstratif à cet égard ;

3° Que ces pertes coïncident quelquefois avec des lésions anatomiques insuffisantes pour amener la mort, mais auxquelles ce résultat est imputé parce que l'attention du pathologiste s'arrête sur ce qui est palpable quoique insuffisant, et s'éloigne de ce qui est réel, mais en quelque sorte latent.

(1) *Arch. gén. de méd.*, juin 1851.

Pour bien expliquer toutes ces causes de méprise et faire comprendre la nécessité de les éviter, j'ai dû entrer dans d'assez longs développements que je résumerai dans les propositions suivantes :

1° Le sujet qui meurt d'hémorrhagie ne périt que très-rarement par l'acte même de l'hémorrhagie, celle ci étant, soit spontanément, soit artificiellement arrêtée un certain temps avant la mort; en un mot, les malades qui meurent d'hémorrhagie pendant l'hémorrhagie constituent l'exception, tandis que ceux qui ne périssent qu'un temps plus ou moins long après la cessation de l'écoulement du sang forment la règle.

2° Une des choses les plus difficiles à démontrer par l'autopsie, c'est que la cause de mort est bien réellement l'hémorrhagie.

3° La répugnance que nous éprouvons instinctivement et à notre insu à attribuer une terminaison fatale à un accident qu'on se reprocherait de n'avoir pas dominé à temps, est encore une cause d'illusion qui ajoute aux difficultés de la question.

4° Enfin on n'a peut-être pas suffisamment étudié le caractère et la succession des phénomènes de la mort par hémorrhagie. Des accidents nerveux ou congestifs, qui sont l'effet de pertes abondantes de sang, font prendre le change sur les véritables causes de la mort.

Soit un amputé. Ce sujet aura eu plusieurs hémorrhagies, on les aura arrêtées ou elles se seront suspendues d'elles-mêmes. Au bout de quelques jours, il se déclare des accidents vers telle ou telle cavité viscérale. L'opéré succombe. Mais à l'autopsie, on ne trouve pas d'abcès métastatiques; il n'existe qu'un peu d'engouement dans le parenchyme pulmonaire. Aux yeux de certains observateurs, ce sujet n'aura pas succombé par l'effet des hémorrhagies successives qu'il a éprouvées, et cependant il n'existe chez lui aucune lésion suffisante pour rendre compte de la mort.

Comme exemple venant encore à l'appui de ces idées, nous citerons, outre les hémorrhoïdaires qui, après des flux de sang abondants et répétés, périssent après avoir traversé toutes les phases de l'anémie, les femmes chez lesquelles des tumeurs fibreuses ou des polypes ayant déterminé des métrorrhagies abondantes et sans cesse renouvelées, la mort survient par cette difficulté d'être qui résulte de l'absence ou de l'insuffisance du sang, et non par les affections sous l'influence desquelles les pertes sanguines se sont produites.

Des considérations qui précèdent il résulte donc : 1° que des hémorrhagies en apparence non mortelles, sont des causes réelles de mort ; 2° qu'il y a nécessité d'arrêter le plus promptement possible ces pertes de sang et, par conséquent, d'enlever les bourrelets hémorrhoïdaux qui, par leur présence, donneraient lieu à des flux sanguins répétés.

Toutefois, en attendant l'opération, ou bien dans le cas où les malades refuseraient de s'y soumettre, on pourrait recourir aux suppositoires de glace, dont j'ai fait un usage avantageux dans plusieurs circonstances, et notamment chez des sujets atteints de flux hémorrhoïdaux qui avaient déterminé l'épuisement et résistaient aux astringents les plus énergiques administrés soit en lavement, soit par l'ingestion buccale.

Les premières introductions de ces suppositoires que l'on taille au couteau, ainsi que je l'ai indiqué dans mon Mémoire sur les hémorrhagies des cavités muqueuses (p. 34), sont très-douloureuses et comparées par les malades à la pénétration d'un fer rouge ; mais dès le troisième suppositoire, la tolérance s'établit et l'écoulement sanguin diminue bientôt ou cesse complétement.

La méthode de l'écrasement linéaire appliquée au traitement des tumeurs hémorrhoïdales a des avantages réels et sérieux quand on la compare à toutes les méthodes qui ont été employées jusqu'à ce jour.

Je dois reconnaître toutefois que la chirurgie possède aujourd'hui des méthodes assez bonnes pour la guérison des tumeurs hémorrhoïdales. J'appelle une méthode bonne, lorsque, sans faire courir de dangers aux malades, elles les délivre d'une affection rebelle capable de porter atteinte à leur constitution.

Dans ce cas se trouvent les méthodes généralement adoptées aujourd'hui, je veux parler de la destruction des tumeurs hémorrhoïdales par la cautérisation, soit qu'on la pratique au moyen du fer rouge, comme le fait de notre temps, avec beaucoup de succès, M. Philippe Boyer, dont les observations sont fidèlement reproduites dans la thèse de M. de Beauvais, soit qu'on ait recours au procédé proposé par M. Amussat, procédé qui consiste à détruire le pédicule des tumeurs hémorrhoïdales par le caustique de Vienne appliqué au moyen de pinces très-ingénieuses.

J'ai employé ces deux méthodes avec des résultats qui confirment pour moi l'exactitude des assertions émises par les savants confrères qui les ont préconisées. Je ne les ai pas employées toutes deux un égal nombre de fois; j'ai plus fait usage, tant en ville qu'à l'hôpital, du cautère actuel que du caustique, et je possède quatorze observations où l'on voit que la destruction des tumeurs hémorrhoïdales, dont quelques unes sont énormes, a été faite par le fer rouge avec succès.

L'un des faits les plus remarquables à cet égard est celui d'un capitaine de la marine anglaise, que j'opérai en 1852 avec l'assistance de MM. Marcé, Letellier, Lobligeois, et chez lequel je n'arrivai au but qu'après avoir éteint sur la tumeur huit ou dix cautères volumineux.

La méthode de M. Amussat m'a également donné des résultats très-favorables, et j'ai eu à me louer de l'emploi de ces moyens de traitement, en tant du moins qu'on obtenait la guérison des malades sans leur faire courir de graves dangers. Car c'est chose remarquable de voir comment ces brûlures qui, théoriquement, paraîtraient susceptibles d'entraîner des accidents fâcheux, menacent peu la vie des malades. Je déclare, pour mon compte, qu'il ne m'est pas encore arrivé d'en perdre un seul à la suite de la cautérisation.

Mais, de ce que ces méthodes sont bonnes, s'ensuit-il d'abord qu'elles n'aient aucun inconvénient, et, en second lieu, qu'on n'en puisse pas trouver de meilleures? Je ne le pense pas, et j'ajoute que la méthode de l'écrasement linéaire, qui n'a ni les inconvénients de l'excision, qui expose aux hémorrhagies et aux phlébites, ni ceux de la ligature, laquelle a été bannie avec raison comme donnant lieu à la péritonite, à la phlébite, aux accidents nerveux, est supérieure à la cautérisation, et c'est ce que je vais prouver.

Quels sont, de l'aveu même de ceux qui ont préconisé l'emploi de la cautérisation, les accidents qui peuvent en être la conséquence? Ce sont :

1° Le délire nerveux suivi d'un état d'éréthisme durant parfois plusieurs jours, se réveillant sous l'influence de la moindre cause de douleur (toucher anal, introduction d'une mèche dans l'anus, cautérisation de la plaie avec le nitrate d'argent) ;

2° La brûlure plus ou moins étendue de la peau ;

3° Le ténesme vésical, soit qu'il se déclare dès les premières vingt quatre heures, comme c'est la règle, soit qu'il ne survienne qu'au quatrième ou cinquième jour de l'opération ;

4° La rétention d'urine ;

5° L'hémorrhagie, qui est certainement beaucoup moins fréquente après la cautérisation qu'après l'excision, mais qui a lieu quelquefois, et d'une manière assez grave, non-seulement au moment de l'opération ou aussitôt après, mais encore consécutivement. C'est ainsi qu'on l'a vue se déclarer au moment même de la première application du cautère actuel, soit par la perforation instantanée des tumeurs veineuses, soit par des artères d'un certain calibre On a même été obligé, dans des cas de ce genre, de recourir à la ligature et au tamponnement. L'hémorrhagie, à un degré assez considérable, a été encore observée consécutivement à la chute des escarres. M. Ph. Boyer a même vu ce genre d'hémorrhagie se présenter avec un caractère intermittent et avec abondance chez un malade anémique, épuisé, qui succomba le douzième jour de l'opération (1).

Nous n'insisterons pas sur l'adénite inguinale double, qui succède presque constamment à l'application du fer rouge, quoiqu'il ne soit assurément point indifférent pour le malade d'ajouter à ses souffrances un accident de ce genre, si léger qu'on le suppose.

Mais le point qui, à la suite de nos opérations de cautérisation, nous a le plus frappé, c'est d'une part la longue durée de la suppuration, d'une autre part le resserrement de l'anus qui succède, quoi qu'on en dise, à l'application du fer rouge, quelque bien faite qu'elle ait été.

Ajoutons à tout cela des pansements extrêmement douloureux, tels que ceux qui consistent à introduire, après la chute des escarres, des mèches dans l'anus, afin de régulariser la cicatrisation.

Notons enfin que, dans les évaluations les moins suspectes d'être défavorables à la méthode de la cautérisation, on ne

(1) *Thèse citée*, p. 93.

porte pas à moins de trente cinq à quarante jours le temps pendant lequel persiste la suppuration.

De ce qui précède, il résulte qu'avec un système d'opération qui est bon, nous en sommes convaincu, il y a néanmoins une certaine somme d'accidents qui forcent à penser que c'est d'une excellence relative qu'il s'agit Car, que doivent donc être les autres méthodes, pour que l'on soit réduit à considérer comme la meilleure celle qui laisse en perspective le délire nerveux, la brûlure plus ou moins étendue de la peau, le ténesme vésical, la rétention d'urine, l'hémorrhagie primitive ou consécutive, l'adénite inguinale, le resserrement de l'anus et une suppuration de six semaines à deux mois?

Il faut que nous ayons recours aux écrits de ceux-là mêmes qui ont préconisé cette méthode pour dresser ce tableau des accidents dus à l'opération. Car je déclare qu'en ce qui me concerne (et cela résulte des quatorze observations que j'ai recueillies) je n'ai, pour mon compte, noté que le rétrécissement de l'anus à un degré prononcé dans quelques cas, l'adénite, le ténesme vésical ; mais j'ai eu beaucoup à me plaindre de la suppuration, qui, chez plusieurs sujets, s'est prolongée au delà de deux mois, ainsi que de l'excessive sensibilité des malades, sensibilité qui transformait en un véritable supplice les moindres attouchements de la région anale. Ainsi donc, les accidents consécutifs à la cautérisation, qu'on en présente le tableau complet avec tous ses développements, ou qu'on en fasse une peinture mitigée comme celle qui nous a paru ressortir de notre pratique, sont encore une chose assez considérable pour qu'on doive chercher le moyen de les éviter.

La méthode de l'écrasement linéaire, que nous avons employée avec un succès soutenu pour l'affection dont il s'agit, est exempte de tous ces inconvénients. Son usage ne compte pas encore néanmoins un assez grand nombre de faits pour que l'on puisse, dès à présent, prévoir tout l'avenir qui lui est réservé. Nous nous abstiendrons donc de préjuger une question que le temps seul peut résoudre, et nous indiquerons le manuel opératoire, qui est d'une extrême simplicité.

Avant de procéder à l'opération, il est utile de débarrasser complétement l'intestin par des purgations répétées et suffisamment énergiques. Le tact du chirurgien lui fera facilement apprécier à quelles limites il doit s'arrêter à cet égard, mais il importe de ne pas oublier que la plupart des sujets atteints d'affections douloureuses à la région anale, telles que cancer, fissures, bourrelets hémorrhoïdaux, sont habituellement constipés et présentent souvent une accumulation de matières fécales dures et sèches. Le but des purgations dont nous venons de parler est de débarrasser aussi complétement que possible l'intestin de tout ce qui pourrait devenir l'élément d'un amas fécal susceptible d'exercer des pressions douloureuses contre la plaie à laquelle donnera lieu l'ablation du bourrelet hémorrhoïdal.

Une douche intestinale donnée la veille ou le jour même de l'opération est un complément fort utile des purgatifs.

Chez tous les malades qui ont été soumis à l'emploi de l'écrasement linéaire pour le traitement des hémorrhoïdes, nous avons eu recours à l'inhalation du chloroforme. L'usage de cet agent au degré où il amène la tolérance anesthésique est encore plus nécessaire dans cette opération que dans beaucoup d'autres, par la raison toute simple que l'immobilité la plus complète doit être obtenue pendant tout le temps qu'exige la séparation de la tumeur. Or, on sait que pour une tumeur hémorrhoïdale volumineuse, le temps nécessaire est de dix à douze minutes. Nous disons que c'est à l'état de tolérance anesthésique que doit être amené le malade, parce que, si l'on s'est contenté d'obtenir l'insensibilité cutanée, le malade, bientôt réveillé, s'agite, se débat, souffre beaucoup, ce qui rend l'opération plus difficile et fait perdre, par la précipitation des battements du cœur, les avantages de l'effet antihémorrhagique du chloroforme. Voyez à ce sujet nos *Recherches cliniques sur le chloroforme* (p. 2 et 7).

D'un autre côté, la nécessité de prolonger l'anesthésie pendant dix à douze minutes ne permet pas de songer un seul instant à l'idée de maintenir les malades dans l'état de collapsus pendant un pareil espace de temps. Ce serait aller au-devant d'un danger auquel tout chirurgien prudent se gardera bien d'exposer ses opérés. L'anesthésie à l'état de tolérance est donc ici de rigueur, et à cette occasion nous avouons ne rien comprendre à ce qui est raconté au sujet d'opérations nombreuses dont parlent certains chirurgiens, opérations pratiquées sans rien spécifier sur le degré d'anesthésie auquel avaient été amenés les malades. Il n'y a pas aujourd'hui un externe de première année dans les hôpitaux qui ne sache que, si l'on s'arrête dans l'emploi du chloroforme à la limite de la simple constatation de l'insensibilité cutanée, le malade se réveille aussitôt que les instruments pénètrent dans ses tissus, et qui ne sache aussi que, si l'on maintient l'anesthésie au degré de collapsus pendant plusieurs minutes, on expose le malade aux plus grands dangers. L'état de tolérance est donc ici tout à fait indispensable; il n'est nullement facultatif.

Il est bien entendu aujourd'hui, quelle que soit la méthode de traitement que l'on emploie, que la première chose à faire, quand on veut attaquer une tumeur hémorrhoïdale, c'est de la pédiculiser. En agissant ainsi, on concentre les difficultés opératoires sur un seul point, et l'on rend par ce moyen l'action chirurgicale beaucoup plus sûre et plus efficace.

M. Ph. Boyer pédiculise la tumeur au moyen d'un fil ciré passé à l'aide d'une aiguille courbe autour de cette portion des parois de l'intestin à laquelle semble être appendue la tumeur hémorrhoïdale. M. Amussat arrive au même résultat en saisissant avec des pinces cannelées la partie mince de la tumeur, celle qui en forme le pédicule. L'un ou l'autre de ces procédés peut être employé comme préliminaire obligé pour la bonne application de la méthode par écrasement linéaire.

Soit donc une tumeur hémorrhoïdale dont on se propose d'étrangler le pédicule au moyen de l'appareil à écrasement. On prend une aiguille courbe portant un fil ciré; on pénètre sur un des points de l'ouverture anale; on circonscrit, à l'intérieur de l'intestin, une portion de tissu équivalent à ce que l'on croit représenter l'épaisseur du pédicule, et l'on vient ressortir à une certaine distance du point par lequel on a fait pénétrer l'aiguille. Cela fait, on noue les deux chefs du fil, et l'on comprend ainsi, dans l'intérieur de l'anneau qu'il représente, le trajet des veines qui aboutissent à la tumeur hémorrhoïdale. Il faut bien savoir que cet anneau, formé par la ligature, répond par une de ses moitiés à la surface libre de l'intestin et se trouve engagé par l'autre moitié de sa circonférence dans la profondeur des tissus. Toujours est-il qu'une fois placé et serré il donne lieu sur un point plus ou moins élevé de l'ouverture anale à une encoche profonde qui cerne le pédicule de la tumeur par son côté intestinal ou muqueux. C'est dans cette encoche que doit tomber la ligature métallique fermée par l'appareil à écrasement linéaire Mais, dira t-on, nous voyons bien comment l'anneau de la ligature métallique va porter sur le côté du pédicule qui répond à la muqueuse du côté de l'intestin, mais la partie externe du pédicule, celle qui est plongée dans l'intérieur des chairs, comment sera-t-elle saisie? Rien de plus facile à comprendre. Un mot d'explication sur ce point.

Parmi les tumeurs hémorrhoïdales, il en est, ainsi que cela a été noté, dont la muqueuse seule forme l'enveloppe, ce sont les hémorrhoïdes internes. Il en est d'autres dont l'enveloppe est bien toujours en plus grande partie formée par la muqueuse, mais qui empruntent aussi à la peau du pourtour de l'anus une portion qui concourt à former la paroi enveloppante du sac hémorrhoïdal. Ce genre de tumeur constitue ce que nous appelons une hémorrhoïde cutanéo-muqueuse, tandis que nous réservons le nom d'hémorrhoïde muqueuse à celle qui n'emprunte rien à la peau pour se recouvrir.

Eh bien! supposons une hémorrhoïde cutanéo-muqueuse. L'anneau que représente la ligature métallique de l'appareil à écrasement linéaire doit tomber d'une part, sur l'encoche que présente la muqueuse, et, d'autre part, sur la limite de la portion de peau qui concourt à former l'enveloppe de l'hémorrhoïde. L'hémorrhoïde est-elle purement muqueuse, l'anneau embrasse le pédicule sans comprendre une portion de peau.

Le mode opératoire que j'emploie pour pédiculiser l'hémorrhoïde diffère complétement des deux modes employés, l'un par M. Amussat, l'autre par M. Ph. Boyer. Voici comment je procède :

Le doigt indicateur, portant à sa base une anse de fil très-largement ouverte, est introduit dans la cavité du rectum. Courbé à sa dernière phalange en matière de crochet, il ramène vers l'extérieur de l'anus la tumeur hémorrhoïdale sans toutefois sortir de la cavité. L'anse de fil est alors refoulée par un aide, de manière à être glissée sur la convexité de l'ongle de l'opérateur jusqu'au lieu où le tranchant de cet ongle marque le point où va être formé le pédicule. C'est alors que l'on serre le collet de la tumeur au moyen du fil et qu'on la pédiculise de manière à permettre l'application directe de l'appareil à écrasement linéaire. Quand on opère chez une femme, le doigt introduit dans le vagin permet de repousser au dehors la muqueuse pour mieux saisir celles des hémorrhoïdes qui se trouvent correspondre à la paroi recto-vaginale.

Une fois placé. l'instrument est mis en jeu de manière à exercer une constriction de plus en plus forte Si l'on se hâtait de pousser cette constriction à sa dernière limite, on ferait une section beaucoup trop prompte du pédicule de l'hémorrhoïde. et l'on rentrerait presque dans les conditions de l'excision, avec cette différence capitale toutefois que la solution de continuité qui s'obtient par l'écrasement n'expose pas à l'hémorrhagie ainsi que la section faite à l'aide de l'instrument tranchant. Mais, au lieu de procéder par une constriction prompte, on agit graduellement, on donne le temps à un coagulum de se former au-dessus du lieu où la solution de continuité devra porter, on condense peu à peu les tissus de manière à écraser le pédicule de la tumeur, et quand, après avoir étreint de plus en plus ce dernier, on arrive à obtenir la sépa-

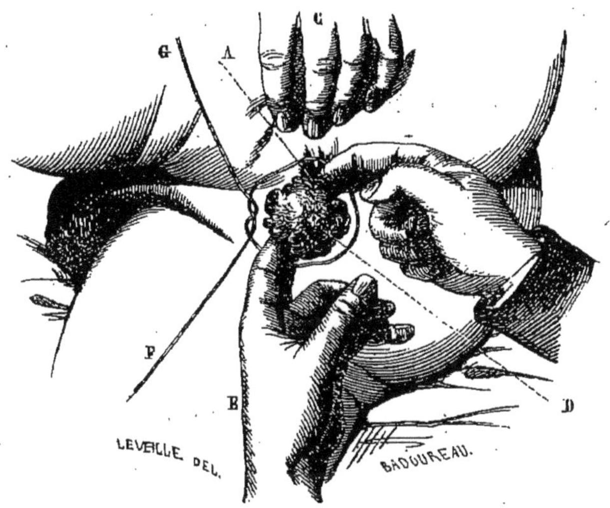

Cette planche représente le procédé opératoire pour l'ablation d'une tumeur hémorrhoïdale latérale. Le malade est couché sur le côté droit, la cuisse gauche fortement fléchie sur le bassin, la cuisse droite dans l'extension.— D indique la tumeur hémorrhoïdale.— A, le doigt indicateur droit de l'opérateur, doigt introduit dans la cavité du rectum pour ramener vers l'extérieur de l'anus la tumeur hémorrhoïdale.— E, le doigt indicateur gauche de l'opérateur. Ce doigt est glissé sous la tumeur, afin que l'anse de fil F, G, serrée par un aide, arrive sur le collet de l'hémorrhoïde. — C, représente la main d'un aide relevant la fesse gauche du malade pour faciliter la manœuvre.

ration complète de l'hémorrhoïde, on constate qu'il ne s'écoule pas une seule goutte de sang.

Il était permis de penser que l'écrasement du pédicule de la tumeur se faisant dans l'espace en somme assez court de sept, huit, dix minutes, la condensation des tissus n'aurait sur l'écoulement du sang qu'un effet temporaire et que, les vaisseaux redevenant béants, ce mode opératoire exposerait à l'hémorrhagie. Mais l'expérience n'a nullement confirmé ces prévisions. Non seulement il n'y a aucune hémorrhagie, mais les quelques gouttes de sang qui s'écoulent consécutivement à l'opération n'apparaissent que lors de la première selle. Que le bourrelet hémorrhoïdal ne donne pas de sang veineux, cela n'a rien de bien extraordinaire, parce que quelquefois le sang est coagulé par des inflammations antérieures dans les anses hémorrhoïdales; mais ce qui appartient en propre au procédé, c'est l'absence d'hémorrhagie artérielle, c'est l'absence d'hémorrhagie veineuse, même alors que les veines sont ouvertes dans des points où le sang se trouve à l'état liquide et en pleine circulation. D'ailleurs, à ceux qui objecteraient que si l'écrasement ne produit pas d'hémorrhagie, cette immunité est due peut-être à ce que le sang est coagulé dans les tumeurs que l'on divise, il suffirait de rappeler que, quand on ose couper avec le bistouri les tumeurs hémorrhoïdales, il survient des hémorrhagies terribles.

Il y a parfois, après l'emploi de l'écrasement linéaire, quelques douleurs analogues à celles que toute solution de continuité à l'anus, si petite qu'on la suppose, ne manquerait certainement pas de produire lors de la défécation.

La suppuration, quand elle existe, consiste en un suintement très-faible, une sorte d'humidité muqueuse, et aucun trouble ne s'observe dans les fonctions de l'opéré.

Les tumeurs hémorrhoïdales, considérées dans leur forme et dans l'étendue qu'elles occupent, offrent deux grandes divisions : les unes, qu'on peut appeler tumeurs hémorrhoïdales latérales, n'occupent que l'un des points du pourtour anal; les autres, que l'on peut nommer circulaires, forment un relief non interrompu tout autour de l'anus.

Les tumeurs hémorrhoïdales latérales peuvent se présenter à l'état simple, c'est-à-dire qu'il n'existe qu'un seul point de l'intestin sur lequel on voit se détacher une tumeur, ou bien à l'état multiple, quand plusieurs tumeurs qui ne se continuent pas entre elles naissent sur des points distincts de l'orifice intestinal.

Les tumeurs hémorrhoïdales annulaires peuvent être accompagnées d'un prolapsus plus ou moins considérable de la muqueuse du rectum.

Nous avons déjà indiqué le mode opératoire à employer dans ces diverses circonstances. Mais il est un genre d'opération dont j'ai fait plusieurs fois l'application aux bourrelets hémorrhoïdaux complétement circulaires. Voici en quoi consiste ce mode opératoire :

Je fais pénétrer à l'intérieur de l'intestin l'érigne à six branches que j'ai fait construire pour l'opération de la fistule vésico-vaginale. L'érigne, une fois entrée, est déployée fortement et accroche sur tout le pourtour de l'intestin le bourrelet hémorrhoïdal. Celui-ci est fortement amené au dehors. Plus on l'attire à soi, plus il tend à former un pédicule sur lequel on applique une ligature en masse. Après quoi l'on fait agir sur la partie pédiculée la chaîne de l'écraseur linéaire, de sorte qu'on opère la séparation en une seule fois.

L'érigne dont je viens de parler n'ayant encore été décrite nulle part, ni représentée dans ses détails de construction, j'ai cru utile d'en placer ici le dessin, afin que le lecteur puisse juger d'un coup d'œil le mécanisme de cet instrument.

Dans le cas où la masse du bourrelet paraîtrait trop considérable, on peut, au moyen de fils passés avec des aiguilles, subdiviser le bourrelet total en deux ou même en trois segments que l'on pédiculise d'une manière isolée. Dans ce dernier cas, on est obligé, lorsqu'on n'a pas un nombre suffisant d'écraseurs, d'opérer successivement sur chacun des pédicules, ce qui augmente la durée de l'opération.

Nous avons à signaler un point très-important relatif aux suites de l'ablation en un seul temps de la totalité des bourrelets hémorrhoïdaux circulaires. Nous voulons parler du travail adhésif cicatriciel qui, chez certains sujets, s'établit immédiatement après l'opération à un degré suffisant pour produire l'occlusion immédiate de l'orifice anal, occlusion facile, il est vrai, à prévenir, mais qui, pour être évitée, exige certaines précautions que le chirurgien doit connaître.

Parmi les observations qui vont être rapportées, il en est deux, celle de madame Horry et celle relative au nommé Rouzé, qui prouvent que la section d'un bourrelet hémorrhoïdal peut être suivie d'une adhésion complète avec oblitération positive de l'extrémité inférieure du rectum. Cette adhésion a des inconvénients. En effet elle détermine la rétention com-

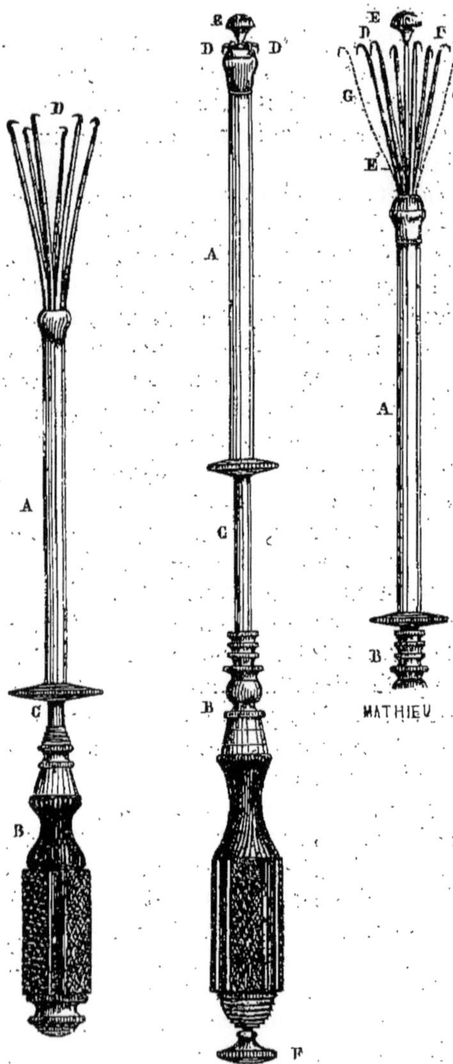

Cette planche se compose de trois figures que nous distinguerons, en

plète des gaz et des matières fécales. Il résulte de là que quand, pour faire cesser cette oblitération, on vient avec le doigt chercher à refaire l'orifice oblitéré pour remédier aux phénomènes de rétention fécale, on est exposé à produire des déchirures qui peuvent avoir des suites fâcheuses. En conséquence, il faut prévenir l'adhésion intempestive des parois du rectum. Quel est le meilleur moyen à employer dans ce but?

On peut, ou bien immédiatement après l'opération établir une mèche, ou bien ne la mettre qu'au bout de vingt-quatre heures, ou enfin diviser le bourrelet de manière à écraser chaque moitié séparément.

Le placement d'une mèche immédiatement après l'opération peut avoir l'inconvénient de décoller des parois vasculaires qui viennent d'être adossées entre elles il n'y a qu'un instant, et ce décollement peut avoir pour conséquence une hémorrhagie.

procédant de gauche à droite, par les dénominations de fig. 1, fig. 2, fig, 3.

La fig. 1 représente un système d'érignes multiples convergentes.

L'instrument se compose d'une canule renfermant dans son intérieur une tige qui se divise à l'une de ses extrémités en six crochets convergents. — Ces crochets tendent à se déployer et à s'écarter les uns des autres quand on fait sortir de l'intérieur de la canule l'extrémité de la tige porte-érigne. Si, au contraire, on retire vers l'intérieur de la canule l'extrémité de cette tige, les crochets sont ramenés les uns vers les autres et tendent à saisir solidement les objets reçus dans l'espèce d'infundibulum à jour que représente l'épanouissement des érignes.

La lettre D de la fig. 1 représente les six érignes sorties de la canule centrale. — A, indique la gaîne de l'instrument. — B, le manche de celui-ci, et C, le relief circulaire au moyen duquel on fait mouvoir la gaîne pour fermer ou pour ouvrir l'instrument.

La fig. 3 représente l'érigne multiple à crochets divergents. — Le mode d'action de cette érigne est le contre-pied de celui qui appartient à l'érigne de la fig. 1. — En effet, dans l'érigne de la fig. 1, c'est l'objet à saisir qui doit s'engager à l'intérieur des érignes, tandis qu'avec l'érigne de la fig. 3, c'est l'érigne elle-même qui entre dans l'intérieur de l'objet à accrocher.

La fig. 3 et la fig. 2 représentent l'érigne à crochets divergents; la fig. 3 représente l'instrument ouvert, la fig. 2 le représente fermé. — L'indication des diverses parties de ces figures complétera les explications.

Détails de la fig. 2. — A, indique la gaîne de l'instrument. — B, indique l'articulation du manche avec la tige porte-érigne — C, DD, indiquent les crochets divergents ramenés contre l'extrémité de la gaîne. — F, représente une petite virole servant à retenir la tige centrale portant le bouton E.

Détails de la fig. 3. — A, indique la gaîne de l'instrument. — B, l'articulation du manche avec la tige porte-érigne. — E, le bouton terminal de la tige centrale. — DD, les crochets multiples à l'état de divergence. — GG, indiquent la position des érignes dans leur écartement le plus extrême.

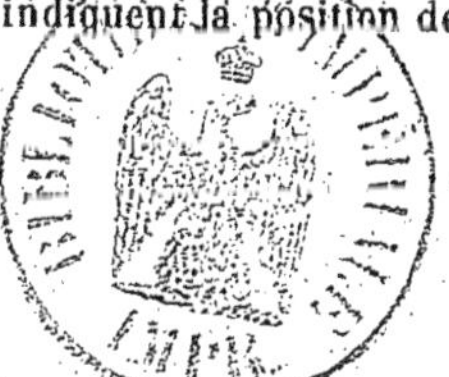

Mettre la mèche au bout de vingt-quatre heures expose moins à l'hémorrhagie, et comme les adhérences sont très-récentes, on peut les décoller sans violence. Ce dernier parti me semblerait assez proposable. L'expérience peut seule nous éclairer à ce sujet.

Mais qu'on arrive au but, soit par le placement immédiat de la mèche, soit par son placement au bout de vingt-quatre heures, soit par l'opération faite en deux moitiés, ce qu'il y a de certain, c'est que la précaution dont nous parlons doit être prise sous peine de voir survenir des accidents.

Nous avons dû à la méthode de l'écrasement linéaire de pouvoir étudier la structure intime des tumeurs hémorrhoïdales, ce qu'il est tout à fait impossible de faire quand on opère par la cautérisation. On trouvera dans une très-bonne observation de M. Eugène Nélaton quelques détails fort exacts et fort intéressants sur la structure intime de la tumeur enlevée chez la dame Horry. La tumeur, par ce mode opératoire, se présente dans des conditions qui facilitent l'étude, par la raison qu'elle est comme une pièce d'anatomie pathologique qui viendrait d'être recueillie par la main d'un anatomiste soigneux.

Parmi de nombreuses observations, nous rapporterons les cas suivants, comme exemples de tumeurs hémorrhoïdales latérales extirpées par écrasement linéaire. Nous devons rappeler que dans aucun cas, sans exception, nous n'avons eu d'exemple d'hémorrhagie.

Observation première. — *Tumeur hémorrhoïdale latérale. — Pédiculisation. — Ablation par écrasement linéaire. — Guérison complète.*

Boulanger François, trente-quatre ans, cordonnier, rue Popincourt, 34, est entré à l'hôpital Saint-Antoine le 6 septembre 1853. Les hémorrhoïdes chez ce malade forment à l'extérieur une tumeur du volume d'une noix. Elles ont donné lieu la veille à une hémorrhagie abondante. Depuis longtemps, le malade était fortement incommodé par ces hémorrhoïdes; il ne pouvait marcher que très-difficilement; il ne s'asseyait qu'à grand'peine; son travail était souvent interrompu par cette infirmité; c'est, du reste, un homme d'une bonne constitution, et chez lequel on ne constate, après un examen attentif, l'existence d'aucune maladie chronique ou constitutionnelle; il accepte de très-bonne volonté l'opération qu'on lui propose pour le débarrasser de sa tumeur.

Cette opération est pratiquée d'après la méthode que nous avons décrite et dont il est inutile de reproduire ici les détails. Nous dirons seulement que la tumeur fut pédiculisée par le procédé que nous employons pour les hémorrhoïdes latérales. L'appareil mis en place, la constriction se fit graduellement et avec des temps de repos. On obtint ainsi le détachement de l'hémorrhoïde.

Le lendemain de l'opération, il y eut une selle facile, mais suivie de douleurs très-vives, et qui durèrent environ deux heures.

Quatre jours après, seconde selle également facile; les douleurs sont moins fortes, mais persistent un peu plus longtemps.

Le cinquième jour à dater de celui de l'opération, il ne s'est manifesté ni hémorrhagie, ni apparence d'inflammation. La petite plaie, qu'on a saupoudrée tout simplement avec la poudre d'amidon, est presque cicatrisée; le malade repose parfaitement toutes les nuits. Nous le considérons comme étant à l'abri de tout danger.

Le 14 septembre, il sort parfaitement guéri.

Quoique la tumeur hémorrhoïdale eût le volume d'une noix, on voit quelle a été l'extrême simplicité des suites de l'opération. Rien, absolument rien, du côté des voies urinaires, selles très-faciles, quoique la première eût été suivie de quelques douleurs; cicatrisation presque complète vers le cinquième jour. Que l'on compare de pareils faits à ceux de la cautérisation sous quelque forme qu'elle soit employée, et l'on verra, d'après le simple récit des observations, quels sont les avantages de l'écrasement linéaire.

Dans l'observation suivante, les résultats sont encore plus décisifs, puisque, dès le troisième jour, le malade quitte l'hôpital dans l'état le plus satisfaisant.

Observation II. — *Tumeur hémorrhoïdale latérale. — Ablation par écrasement linéaire. — Guérison au bout de trois jours.*

Philippe Claude, cinquante ans, porteur d'eau, rue du faubourg Saint-Antoine, 224, est entré le 25 décembre 1853 à l'hôpital Saint-Antoine.

Cet homme était affecté depuis très-longtemps de tumeurs hémorrhoïdales qui n'avaient jamais donné lieu à aucun écoulement de sang et n'étaient sorties que depuis quinze jours.

L'opération est proposée et acceptée. La tumeur, qui présente le volume d'une petite noix, est pédiculisée à l'aide d'un fil qui sert en même temps à l'attirer au dehors. Elle est engagée dans l'anse de la chaîne qui la serre graduellement et l'étrangle bientôt à sa base ; la constriction augmentant toujours, les tissus sont écrasés; de temps en temps on suspend l'action; la tumeur est enfin séparée.

Pas une goutte de sang ne s'est écoulée pendant ni après l'opération. La douleur a été assez vive, mais pourtant très-supportable.

Trois jours après, le malade n'ayant éprouvé aucune incommodité à la suite de l'opération, demande sa sortie.

L'observation qui va suivre, et dans laquelle l'écrasement de la tumeur hémorrhoïdale a été effectué dans l'espace d'une minute, offre un exemple que nous n'engagerions pas à imiter. Nous croyons qu'il faut toujours se soumettre à la règle qui nous avons adoptée à l'égard des tumeurs vasculeuses, et qui consiste à ne faire marcher l'instrument que dans la proportion d'un quart de minute pour chaque cran de la crémaillère. Nous n'avons pas été conduit à conseiller l'application de cette règle par la crainte des hémorrhagies, puisque nous n'avons jamais eu l'occasion d'observer ce genre d'accident à la suite d'aucune de nos opérations par écrasement linéaire; mais nous croyons qu'une mesure uniforme est utile pour la pratique, en ce sens qu'elle exclut l'arbitraire et qu'elle évite au praticien l'embarras de décider si, pour tel ou tel cas en particulier, il accélérera ou retardera la marche de l'instrument.

Observation III. — *Tumeurs hémorrhoïdales latérales pédiculées. — Ablation par l'écrasement linéaire. — Guérison au bout de dix jours.*

Bouillon Joseph, soixante-dix-huit ans, garçon boulanger, entre le 13 janvier 1853 à l'hôpital Saint-Antoine.

Ancien militaire; constitution robuste; depuis quatre ans, il s'est aperçu qu'il avait à l'anus de petites tumeurs qui lui faisaient, après chaque selle, éprouver de la cuisson; de plus, la défécation s'est accompagnée, depuis quatre mois, d'un suintement sanguin plus ou moins abondant. L'anus examiné présente effectivement deux tumeurs rouges pédiculées, du volume d'une petite pomme, et qui font saillie au dehors.

On procède à leur ablation, le 14 janvier, par la méthode de l'écrasement linéaire; les tumeurs sont embrassées chacune par une ligature de fil ciré; puis, le long des quatre bouts de fil réunis, on fait glisser l'anneau formé par la chaîne de l'instrument; on serre peu à peu les deux tumeurs avec cette chaîne, de manière que l'excision complète soit faite au bout d'une minute; il s'écoule à peine deux ou trois gouttes de sang.

Le 16, aucun accident n'est survenu; point de douleurs; sommeil bon; on panse avec de l'amadou.

Le 23, la cicatrisation de la petite plaie est complète.
Le 28, le malade sort guéri.

OBSERVATION IV. — *Tumeur hémorrhoïdale latérale.* — *Ablation par écrasement linéaire.* — *Guérison quinze jours après l'opération.*

Le 14 mars 1854, est entré à l'hôpital Lariboisière le nommé Marchand, manouvrier, cinquante-sept ans, demeurant rue de la Chapelle, 2.

Ce malade dit avoir été opéré, il y a quelque temps, de fistules anales par M. Nélaton. Il entre dans nos salles avec une tumeur hémorrhoïdale de la grosseur d'une petite noix, tumeur située à la partie latérale gauche du pourtour de l'anus.

Le 20 mars, on procède à l'ablation de la tumeur par la méthode de l'écrasement linéaire; l'opération est accomplie dans l'espace de huit minutes; issue d'une très-petite quantité de sang qu'on arrête au moyen d'un tampon d'amadou.

Les jours suivants, la plaie présente un bon aspect et ne fournit qu'une médiocre quantité de pus; on la touche tous les matins avec la solution de nitrate d'argent.

Le 6 avril, il n'est survenu aucune espèce d'accident depuis l'opération; cicatrisation complète de la petite plaie; le malade sort guéri.

Les observations que nous venons de rapporter présentent la maladie dans ses formes les plus simples. Elles offrent, eu égard à l'exécution de l'opération et dans ses résultats, une telle uniformité, que le lecteur ne pourrait supporter la monotonie qu'entraînerait la reproduction d'un plus grand nombre de faits analogues. Toutefois, comme dans l'observation suivante nous aurons à relever quelques circonstances particulières, nous la rapporterons avant de terminer ce que nous avons à dire des hémorrhoïdes latérales.

OBSERVATION V. — *Tumeur hémorrhoïdale latérale compliquée d'accidents syphilitiques inoculables.* — *Guérison préalable de ces accidents.* — *Opération par écrasement.* — *Guérison de la tumeur hémorrhoïdale.*

Le 23 décembre 1853, la nommée Rossette, lingère, rue de Londres, 15, est entrée à l'hôpital La Riboisière. Cette femme eut, en 1849, un flux hémorrhoïdal sans tumeur ni douleur, puis resta cinq ans sans rien ressentir. Au mois de décembre dernier, survint à l'anus une tumeur hémorrhoïdale très-douloureuse; mais, cette fois, sans écoulement sanguin. Cet état dura environ trois semaines. Pour calmer les douleurs, un médecin de la ville fit appliquer des sangsues au pourtour de l'anus; mais soit que les sangsues eussent déjà servi sur un individu malsain, soit par toute autre cause, plusieurs des piqûres s'ulcérèrent et prirent un mauvais aspect.

C'est dans cet état que la malade entra dans nos salles; elle ne paraît offrir aucun antécédent syphilitique. Les tumeurs hémorrhoïdales sont flétries, peu volumineuses, disposées en deux groupes latéraux occupant les bords de l'anus, et formés chacun de deux à trois petites bosselures de la grosseur d'un pois.

Avant d'enlever ces tumeurs, on voulut s'assurer de la nature spécifique des ulcérations grisâtres qui bordaient l'anus. Pour cela, on pratiqua sur la face interne de la cuisse gauche une inoculation qui fut bientôt suivie d'une pustule, puis d'une ulcération caractéristique. Dès lors, l'opération fut ajournée, et la malade soumise à un traitement général. 2 pilules de Sédillot; cautérisation quotidienne des ulcères avec la solution de nitrate d'argent.

Le 2 février, on applique l'écraseur sur un seul groupe de tumeurs hémorrhoïdales, celui du côté gauche, après l'avoir pédiculisé à l'aide d'une ligature. L'instrument est mis en jeu et serré d'un cran toutes les quinze secondes. La tumeur se trouve détachée dans l'espace de dix minutes environ. Il ne s'écoule que quelques gouttes de sang.

La malade, qui avait été préalablement endormie, éprouve si peu de douleur après l'opération, qu'elle témoigne le désir de retourner à pied à son lit, ce qui, du reste, ne lui est point accordé. Pansement avec rondelles d'amadou, compresses, bandage en T.

Le 3 février, la malade a éprouvé de petites douleurs pendant une heure ou deux après l'opération; puis, à partir de ce moment, indolence complète. Le pansement est laissé en place.

Le 4, la malade va à la selle et souffre beaucoup, mais la douleur se calme ensuite complétement.

Le 8, la petite plaie, de la largeur d'une pièce de 50 centimes, tend à se cicatriser; point de douleur, si ce n'est au moment des selles; santé générale excellente; appétit.

Le 19, la cicatrisation est presque achevée; douleurs à peu près nulles. On procède à l'ablation du second groupe de tumeurs. Celles-ci sont détachées en cinq ou six minutes par le même procédé que la première fois, et sans plus d'écoulement sanguin. Il faut dire cependant qu'une demi-heure environ après l'opération, la malade commença à ressentir des douleurs assez intenses qui persistèrent pendant trois ou quatre heures.

Le 20, les selles ne sont plus douloureuses. La nuit s'est bien passée.

Le 21 et jours suivants, même indolence de l'anus. Santé générale parfaite.

Le 1er mars, l'état général et local étant toujours excellent, la malade sort de l'hôpital, bien qu'il reste encore une petite plaie de la largeur d'une lentille, et un simple sentiment de pesanteur au fondement pendant une ou deux heures après chaque selle.

Dans l'observation précédente, que je dois à l'obligeance de M. Eugène Nélaton, interne des hôpitaux, les tumeurs hémorrhoïdales furent compliquées d'accidents syphilitiques dont on dut obtenir la guérison avant d'opérer. Si l'on eût adopté une autre marche, il n'est guère douteux que la plaie faite par l'opération ne se fût inoculée au voisinage des piqûres chancreuses qui avaient succédé à une application de sangsues et qui donnèrent un résultat positif lors de l'inoculation explorative pratiquée sur la cuisse.

Cet incident ayant été écarté, l'opération fut pratiquée en deux fois, parce que, la division bilatérale du bourrelet étant parfaitement dessinée, il était inutile d'enlever un anneau complétement circulaire de la muqueuse et de la peau. Toutefois, nous ferons remarquer que, dans les cas de ce genre, nous pratiquons les deux opérations dans une même séance, ce qui abrége de moitié le temps qu'exige la guérison. C'est même là l'une des supériorités de l'écrasement linéaire sur d'autres méthodes dans lesquelles on attaque en plusieurs fois les bourrelets hémorrhoïdaux volumineux, de telle sorte que le malade doit subir un traitement long, dès lors très-pénible, et reste quelquefois six mois, une année même, sans pouvoir se considérer comme guéri, tandis qu'avec notre méthode, et sans courir aucun danger, il obtient sa guérison par une seule opération.

Les observations qui vont suivre se rapportent toutes à des hémorrhoïdes formant bourrelet circulaire et volumineux, accompagnées, pour plusieurs d'entre elles, de procidence plus ou moins notable de la muqueuse rectale. Chez quelques-uns des sujets, l'âge avancé, le déplorable état de la constitution, auraient été loin de faire prévoir une terminaison heureuse, et il est très-douteux que tout autre genre d'opération eût pu réussir dans des conditions aussi défavorables.

Avant de faire connaître les observations que nous possédons, et qui constituent la partie fondamentale et tout à fait importante de ce travail, nous rappellerons brièvement la description du procédé opératoire qui a été employé.

Le malade, préalablement amené à l'état de tolérance

anesthésique avec les précautions que nous avons indiquées dans nos recherches cliniques sur le chloroforme, est placé dans le décubitus latéral droit tournant le dos au chirurgien.

Celui-ci, armé de l'érigne divergente à six branches, érigne qu'il tient fermée, la fait pénétrer dans le centre du bourrelet hémorrhoïdal. Il ramène à lui la canule pour que l'écartement des branches de l'érigne puisse s'effectuer librement, et, afin de rendre cet écartement plus complet et plus stable, il exerce une traction sur la tige centrale de l'instrument, et par conséquent sur le bouton par lequel cette tige se termine Une fois l'érigne bien implantée, ce que l'on reconnaît au moyen d'une traction modérée, puis un peu plus forte, on fait jeter par un aide une anse de fil, qui a pour objet d'embrasser cir-

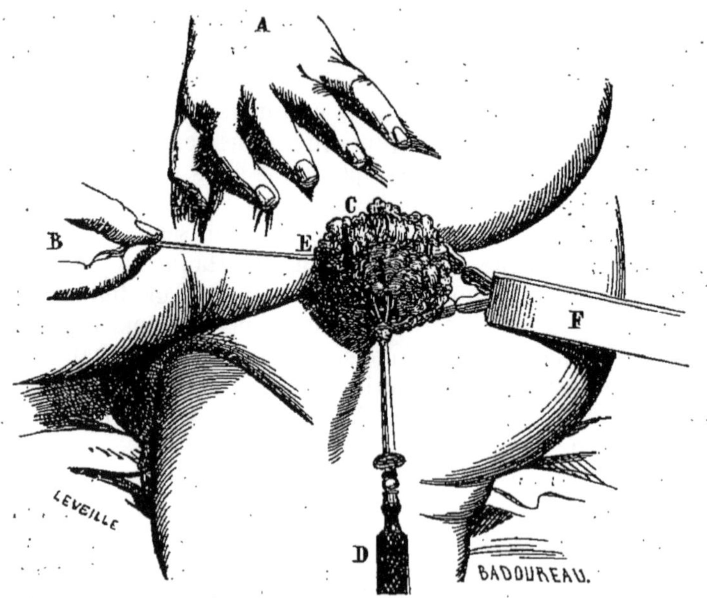

La planche XIII représente le procédé opératoire pour l'amputation d'un bourrelet hémorrhoïdal complétement annulaire par la méthode de l'écrasement. — La lettre C indique la tumeur hémorrhoïdale. — D, l'érigne multiple divergente, implantée au centre de la tumeur et la ramenant au dehors. — E, indique la ligature préalable employée dans le but de pédiculiser la tumeur. — B, indique celle des mains de l'aide qui tient les deux chefs de la ligature préalable. — A, la main gauche du même aide, main qui relève la fesse gauche du malade pour mettre la tumeur en évidence. — F, l'écraseur dont on voit la chaîne engagée sur le pédicule de la tumeur hémorrhoïdale.

culairement à sa base la tumeur hémorrhoïdale tout entière, afin de la pédiculiser. Cette anse de fil peut être serrée directement par un double nœud, ou bien par l'emploi d'une canule à serre-nœud ordinaire.

Aussitôt que cette ligature a été serrée, on met en place, sur le pédicule qui vient d'être formé, la chaîne de l'écraseur. Après quoi l'on met l'instrument en jeu, d'après les règles formulées ailleurs, jusqu'à séparation complète de la tumeur hémorrhoïdale.

Nous devons dire maintenant, et ce point est d'une grande importance dans l'évaluation comparative de la méthode de l'écrasement et de celle des cautérisations potentielles ou actuelles, qu'aucun des sujets que nous avons opérés n'a présenté la moindre suite fâcheuse dans les fonctions de la défécation. Mais nous ne disons pas, cela est bien entendu, que, dans les temps qui ont suivi l'opération, l'émission des matières fécales n'ait pas été douloureuse. Nous reconnaissons même que chez quelques malades, il a été utile de placer une mèche. Mais, à part cette seule précaution, aucun des sujets opérés n'a conservé, à la suite de son traitement, ces cicatrices douloureuses et résistantes qui succèdent à la destruction des tumeurs hémorrhoïdales par la cautérisation. Aucun n'a jamais eu besoin d'un traitement ultérieur relatif à des difficultés quelconques de la défécation.

Observation 6e. — *Tumeurs hémorrhoïdales circulaires avec chute du rectum. — Emploi de l'érigne multiple. — Ablation des bourrelets hémorrhoïdaux par écrasement linéaire. — Guérison au bout de quelques jours.*

Léon Peigné, quarante-cinq ans, courtier en librairie, entre le 12 octobre 1854, à l'hôpital Lariboisière, salle Saint-Louis, 22. A l'âge de quinze ans, il eut une blennorrhagie qui, mal soignée, dura cinq ou six ans. Un an après, il fut atteint de quelques accidents secondaires, tels que roséole, plaques muqueuses, accidents pour lesquels il entra à l'hôpital Saint-Louis. En sortant de cet hôpital, le malade fut pris d'un rhumatisme articulaire aigu généralisé, et quelques années plus tard, il aurait fait deux fluxions de poitrine.

Léon Peigné entre en ce moment dans nos salles pour se faire traiter d'un bourrelet hémorrhoïdal avec chute du rectum. Son père était hémorrhoïdaire. Il semble lui-même être sous l'influence d'une espèce de diathèse variqueuse ; car il présente un varicocèle à gauche, et des varices peletonnées et volumineuses aux jambes et aux cuisses.

Il a, de plus, une hernie inguinale gauche qui date de dix ans; à droite, une petite tumeur herniaire qui paraît due à une éventration de la paroi abdominale. Un double bandage maintient ces hernies.

Le malade fait remonter l'apparition de ses hémorrhoïdes à l'âge de quatorze ans. Très-longtemps stationnaires, ces tumeurs auraient acquis depuis dix ans un volume plus considérable; mais depuis cinq ans, elles sont devenues, à des intervalles irréguliers et surtout dans les temps chauds, le siége d'hémorrhagies d'ailleurs peu intenses et se manifestant principalement au moment de la défécation. L'écoulement sanguin n'a jamais été précédé ni accompagné de phénomènes généraux. Il n'y a pas habituellement de constipation.

Il y a environ deux mois, le malade, étant resté plusieurs jours sans aller à la selle, s'adressa à un médecin qui lui conseilla une bouteille d'eau de Sedlitz. Une débâcle abondante s'ensuivit. C'est à cette époque, au dire du malade, qu'il y aurait eu pour la première fois sortie de la muqueuse du rectum.

La procidence du rectum et les tumeurs hémorrhoïdales n'ont fait que s'accroître à dater de ce moment, et voici dans quel état nous le trouvons aujourd'hui.

Quand on invite le malade à pousser comme pour aller à la selle, on voit sortir, à l'orifice anal, un énorme bourrelet muqueux formé par une portion de la muqueuse du rectum et par des tumeurs hémorrhoïdales. Considéré dans son ensemble, ce bourrelet offre l'aspect d'une masse rouge, irrégulière, sinueuse, constituée par une série de bosselures et de dépressions; saillante de 3 centimètres environ hors de l'anus.

Si maintenant on examine cette masse dans ses détails, elle paraît formée de deux tumeurs circulaires concentriques à l'anus. La portion interne, qui n'est autre chose que l'intestin hernié, a la forme d'une collerette charnue, mollasse, mais lisse, uniforme, et se continuant directement à l'intérieur avec la muqueuse rectale. D'une autre part, sur la face externe du bourrelet, se détachent trois tumeurs isolées qui constituent la tumeur la plus excentrique. Ces tumeurs ne sont autre chose que des hémorrhoïdes qui présentent une coloration d'un rouge violacé, sont résistantes, ovalaires et assez sensibles au toucher, tandis qu'on peut presser et manier impunément la partie centrale.

Dans l'état de repos, ces tumeurs offrent un développement beaucoup moins considérable. Cependant le malade ne peut les faire rentrer complétement, excepté au bain. Sous l'influence des hémorrhagies répétées dont nous avons parlé, la constitution du malade s'est profondément débilitée. Il a perdu ses forces, et aujourd'hui il se présente à nous pâle, défait, les traits altérés et les membres inférieurs notablement œdématiés. En outre, son moral est vivement affecté, et il réclame comme une grâce l'opération qui le débarrassera de ses tumeurs anales. Les fonctions digestives et respiratoires paraissent intactes, mais la marche occasionne de l'anhélation et des palpitations. L'auscultation du cœur ne fait constater qu'une grande irrégularité dans les battements. Point de bruit de souffle.

On se décide à enlever le bourrelet recto-hémorrhoïdal à l'aide de l'écrasement linéaire, et dès le lendemain de son entrée, le malade est soumis à l'usage de l'alcoolature d'aconit.

Le 15 octobre, on procède à l'opération en présence de M. Paul Guersant et de plusieurs autres confrères. Un lavement a été administré dans la matinée.

Le malade ayant été préalablement assoupi au chloroforme, on introduit dans l'anus l'érigne à ravivement, et, en tirant à soi le bouton qui termine la tige de l'instrument, on amène au dehors la muqueuse du rectum et les tumeurs hémorrhoïdales. Un aide embrasse la tumeur à sa base avec un fil ciré. Le bourrelet est ainsi pédiculisé au moyen de cette ligature. On circonscrit alors le pédicule avec la chaîne de l'écraseur. On met en jeu la crémaillère de l'appareil en avançant d'un cran toutes les quinze secondes, et au bout de dix minutes, la section est opérée. L'extirpation faite, il s'écoule à peine quelques gouttes de sang. La plaie est très-nette, régulière, et semble avoir été produite comme par l'instrument tranchant. Le pansement consiste dans une application de fragments d'agaric, formant une pyramide dont la base est soutenue par un grand nombre de compresses longuettes, que l'on fixe en avant et en arrière à un bandage de corps. Potion calmante.

Quelques douleurs se sont manifestées après l'opération, mais elles n'ont pas duré plus d'une heure.

Le 16 octobre, pas de fièvre. L'appareil est resté en place; il ne porte pas la moindre trace de sang. Limonade; eau de Seltz; pilules de ratanhia comme moyen préventif de l'hémorrhagie.

Le 17, après de légères coliques, selle mêlée d'un peu de sang.

Les 18, 19 et 20, constipation; pas d'hémorrhagie. Sedlitz. Plusieurs selles liquides contenant quelques filets de sang.

Le 24 octobre, l'anus se présente sous la forme d'un infundibulum déprimé. Régularité parfaite au niveau de l'excision. Pas trace de l'opération. Il ne reste plus aucune hémorrhoïde.

A dater de ce moment, le malade est mis à un régime tonique. Deux portions; vin de Bagnols. On combat la constipation par des purgatifs de distance en distance. Le malade ne tarde pas à recouvrer ses forces.

Le 19 décembre, embonpoint, appétit excellent, plus de palpitations. Il n'est survenu ni hémorrhagie ni récidive d'hémorrhoïdes. Guérison complète.

Nous avons revu ce malade au mois de février 1855. La guérison ne s'est pas démentie. La cicatrice est simple et parfaitement régulière, et l'état général excellent. Il n'y a aucune trace de l'apparition d'une nouvelle tumeur.

L'observation qu'on vient de lire se rapporte à l'un des faits les plus remarquables de notre collection. L'état général de l'économie au moment de l'opération était tout à fait mauvais, et l'infiltration œdémateuse des deux membres inférieurs, coïncidant avec des bruits anormaux dans la région du cœur, permettait de supposer l'existence d'une lésion valvulaire. Ce n'est donc pas sans un étonnement partagé par tous ceux qui ont suivi ce malade que nous l'avons vu recouvrer ses forces, l'embonpoint et la santé. La plupart des phénomènes graves observés chez lui tenaient à un état d'anémie, et, de plus, il existait à la surface du corps des manifestations nombreuses de l'atonie des tissus. Témoin les varices jambières, le varicocèle, les hernies.

Le succès obtenu chez ce malade donne lieu à cette conséquence : 1° que les pertes hémorrhoïdales et les souffrances dues à la présence d'un bourrelet hémorrhoïdal volumineux peuvent plonger l'individu dans un état qui va jusqu'à simuler les lésions organiques ; 2° que, tout désespéré que paraisse l'état d'un malade atteint de tumeurs hémorrhoïdales, il ne faut pas renoncer à l'opération, celle-ci pouvant devenir le point de départ d'une amélioration tout à fait inattendue.

Il s'est présenté chez ce malade une circonstance qui n'a pas été notée dans l'observation, mais qui mérite d'être mentionnée d'une manière particulière : c'est l'existence d'un rétrécissement sur deux points de l'urètre. Ce double rétrécissement n'avait point été révélé par le malade, qui avait, du reste, l'habitude de se sonder. Or, voici ce qui arriva : le soir même de l'opération, le ventre se tuméfie énormément ; des douleurs très-vives, une tension considérable de l'abdomen se déclarent. On croit à l'imminence d'une péritonite. Le lendemain, lorsque j'examine le malade à la visite du matin, la percussion me fait reconnaître que la vessie est énormément distendue. Je pratique le cathétérisme, et je trouve deux rétrécissements : l'un à trois travers de doigt du méat urinaire ; l'autre au niveau de la portion membraneuse. Les accidents, qui avaient pris des proportions effrayantes, se calment promptement, et à partir de ce moment, rien ne vient entraver la guérison. Seulement le malade porte pendant quelque temps une sonde à demeure d'abord très-fine, puis assez volumineuse.

Les accompagnements d'une tumeur hémorrhoïdale volumineuse sont très-fréquents, et sont de plus d'un genre. Les uns peuvent être considérés comme des effets; les autres comme des causes de l'affection hémorrhoïdaire. Nous avons vu coïncider avec l'existence des bourrelets hémorrhoïdaux volumineux : 1° des fistules à l'anus; 2° des abcès à l'anus; 3° la fissure anale avec ou sans spasme du sphincter; 4° des dilatations ampullaires considérables du rectum; 5° des hernies abdominales, soit simples, soit multiples. Mais nous n'avons peut-être rencontré aucune complication aussi constante que celle qui s'observe du côté des voies urinaires. On peut être à peu près sûr que toutes les fois qu'il existe un bourrelet hémorrhoïdal volumineux, il y a quelque désordre plus ou moins notable, soit anatomique, soit fonctionnel, dans l'appareil génito-urinaire.

Parmi les troubles qui portent, tant sur l'état anatomique que sur l'état physiologique, il en est qui peuvent être considérés comme cause, d'autres comme effet, d'autres, enfin, comme cause et comme effet à la fois. Exemple : comme cause, on conçoit que, pour peu qu'il ait la moindre prédisposition hémorrhoïdaire, l'individu qui est affecté de rétrécissements chroniques et multiples, faisant journellement des efforts répétés et plus ou moins prolongés pour l'expulsion de l'urine, présente un état de congestion et de dilatation des veines du bassin, et particulièrement des veines hémorrhoïdales. Comme effet, nous avons noté l'hypertrophie de la vessie, la distension pathologique de cet organe et le ténesme vésical, par suite des dysuries plus ou moins passagères que présentent les sujets qui portent un bourrelet hémorrhoïdal volumineux et douloureux. Comme cause et comme effet à la fois, nous avons observé l'engorgement de la prostate. Il suffit, en effet, de la moindre réflexion pour comprendre que la congestion hémorrhoïdaire et les troubles vésicaux qu'elle entraîne donnent lieu à un état hypérémique du système vasculaire vésico-prostatique, état hypérémique dont l'effet est de disposer la prostate à l'hypertrophie. D'un autre côté, quand la prostate est devenue volumineuse, cet excès de volume produit un effet fâcheux sur la circulation en retour des veines hémorrhoïdales. Les hémorrhoïdes poussent à l'hypertrophie prostatique, l'hypertrophie prostatique aux hémorrhoïdes, et, dans ce renvoi mutuel d'influences, il y a aggravation des deux maladies l'une par l'autre C'est à ce titre que nous avons pu dire que les engorgements prostatiques pouvaient être considérés comme cause et comme effet dans les affections hémorrhoïdaires.

De ce que nous venons de dire touchant les concomitances des troubles urinaires et des hémorrhoïdes, il y a cette double conséquence à tirer : 1° qu'il ne faut jamais commencer le traitement d'une tumeur hémorrhoïdale, sans avoir constaté avec un soin particulier l'état de l'appareil urinaire ; 2° que le traitement complet des tumeurs hémorrhoïdales comprend non-seulement la cure de la tumeur hémorrhoïdale en elle-même, mais aussi celle des affections urinaires concomitantes. Il y a même une considération particulière qui s'élève en faveur du cathétérisme préalable dans tous les cas d'opération dirigée contre les tumeurs hémorrhoïdales, et voici à quoi elle se rapporte.

Vous devez toujours vous attendre à ce que, quel que soit, au moment de l'opération, l'état des voies urinaires, quelque sain même que vous le supposiez, vous aurez très-probablement à recourir au cathétérisme. Or, on sait que, chez les sujets soumis à cette opération, surtout quand c'est pour la première fois, on voit survenir dans certains cas un frisson suivi de tout le développement d'un véritable accès de fièvre intermittente. Ce frisson, qui ne nous alarme pas beaucoup chez un sujet sur lequel il n'existe encore aucune suppuration, nous le redoutons vivement chez les opérés. Non-seulement il inquiète par l'incertitude où l'on est sur la question de savoir s'il ne serait point le frisson initial d'une infection purulente, mais, à tort ou à raison, nous avons la croyance que tout frisson intense qui survient chez un sujet atteint de plaie suppurante, constitue une prédisposition au développement des abcès métastatiques. C'est en vertu de cette manière de voir que nous nous sommes désormais imposé de soumettre à un cathétérisme préalable, dût-il ne consister que dans l'introduction d'une simple bougie, tout sujet destiné à être opéré d'une tumeur hémorrhoïdale.

Il y a, en résumé, dans l'emploi préalable du cathétérisme chez les sujets hémorrhoïdaires que l'on se propose d'opérer, le double avantage : 1° d'une exploration fort utile ; 2° d'une sorte d'acclimatement ou de préparation des voies urinaires au contact de la sonde.

Observation VII. — *Tumeur hémorrhoïdale circulaire. — Emploi de l'érigne à ravivement. — Pédiculisation. — Ablation par écrasement linéaire. — Guérison au bout de treize jours.*

Dardelle, trente-trois ans, menuisier, est entré le 10 septembre 1854 à l'hôpital La Riboisière, salle Saint-Louis, nº 30.

Il y a une dizaine d'années environ que ce malade, étant soldat en Afrique, s'aperçut qu'en allant à la selle il perdait du sang, puis, peu de temps après, qu'il avait des grosseurs à l'anus. Les hémorrhagies anales se répétèrent pendant un an, à des intervalles très-rapprochés, puis cessèrent durant quelque temps. Mais, il y a quatre mois, un écoulement de sang très-abondant se manifesta par l'anus en même temps que les tumeurs reparaissaient avec un volume plus considérable. Nouvel intervalle de deux mois pendant lequel le malade ne s'aperçut de rien. Réapparition des accidents il y a dix jours. C'est alors que Dardelle se décida à réclamer les secours de l'art. Notons qu'il n'y a jamais eu chez ce malade de suintement puriforme par l'anus.

A l'arrivée du malade, on constate au pourtour de l'orifice anal l'existence de deux tumeurs semi-circulaires, rénitentes, d'un rouge brun, assez douloureuses à la pression, et qui ne laissent pas suinter de sang. Le malade est habituellement constipé. L'état général est bon. En ce moment il existe un écoulement urétral assez épais que le malade dit avoir contracté il y a quatre jours. La miction n'est pas douloureuse.

12 septembre. Le malade est conduit à l'amphithéâtre, après avoir pris le matin un lavement. Il est soumis aux inhalations de chloroforme, qu'il supporte assez difficilement, et l'on est obligé de lui faire inspirer une assez grande quantité de l'agent anesthésique. On introduit l'érigne à branches multiples à l'aide de laquelle les bourrelets sont amenés au dehors. On pédiculise les tumeurs au moyen de deux ligatures, puis on entoure les hémorrhoïdes au delà du fil constricteur avec la chaîne de l'écraseur, laquelle opère la séparation dans l'espace de huit minutes environ. Il ne s'est écoulé que quelques gouttes de sang. Il est bon de faire remarquer que l'opération a dû être un peu brusquée en raison des mouvements désordonnés du malade. Le pansement consiste dans une compression légère faite avec une pyramide de morceaux d'agaric. Le pansement est assez douloureux.

13. Bien; pas de suintement sanguin; la surface opérée est complétement sèche.

15. Même état; pas d'hémorrhagie. Le malade est allé à la selle sans grandes douleurs. On touche la plaie avec la solution de nitrate d'argent.

19. Pas de selles depuis trois jours; un bain.

20. Pas de garde-robes ; lavement.

23. Il reste une petite surface traumatique grande comme une pièce de 50 centimes et qui fournit un léger suintement séreux. Le malade n'accuse aucune douleur. On le garde encore quelques jours pour s'assurer que la guérison est complète et définitive.

On voit, dans cette observation quelle est l'extrême simplicité des suites de l'écrasement linéaire dans le traitement des bourrelets hémorrhoïdaux. Notre confiance à l'égard de ces suites a plusieurs fois été telle, que nous avons parfois négligé, impunément il est vrai, des précautions dont il n'y a pas lieu de se dispenser et auxquelles nous ne manquons pas habituellement. Ainsi, chez un sujet atteint d'affection urétrale, avons-nous habituellement soin de traiter cette affection préalablement à toute opération sur les hémorrhoïdes.

Observation VIII. — *Bourrelet hémorrhoïdal circulaire. — Emploi de l'érigne à branches multiples. — Ablation par écrasement linéaire. — Guérison au bout de seize jours.* (Recueillie par M. Eugène Nélaton.)

Madame Horry, fabricante de capotes en baleine, demeurant rue Saint-Denis, 374, âgée de quarante et un ans, bien réglée, commença à éprouver, il y a six ans, un flux hémorrhoïdal qui dura, presque sans discontinuer, pendant cinq années consécutives, l'affaiblit beaucoup et la rendit anémique. Son médecin, M. le docteur Despréaux, parvint à suspendre les hémorrhagies pendant près d'une année à l'aide d'un traitement interne : pilules de ratanhia, de fer, etc. Mais depuis six semaines il s'est développé un bourrelet hémorrhoïdal saillant à l'extérieur, composé de quatre à cinq tumeurs arrondies, chacune de la grosseur d'une petite noix, se reliant entre elles par leur base, et qui sont le siége d'une exhalation sanguine assez abondante pour compromettre sérieusement la santé générale. C'est par suite de ces circonstances que la malade s'est décidée à l'opération.

Le 6 janvier 1855, on procède à l'extirpation du bourrelet par écrasement linéaire.

La malade est amenée à l'état de tolérance anesthésique au moyen du chloroforme. On commence par faire saillir autant que possible la tumeur en introduisant dans le rectum une érigne à branches multiples et l'implantant au niveau de l'anus par un mouvement de traction. Cela fait, l'écraseur est appliqué au-dessus de la tumeur et mis en jeu ; une vive résistance est opposée à l'action de l'instrument par les tissus qui se gorgent bientôt de sang noir au-dessous du point de constriction.

Dans la crainte d'ouvrir une voie à l'hémorrhagie en sectionnant trop rapidement les tissus, et afin d'obtenir l'adhésion par mâchure des parois vasculaires artérielles et veineuses, on agit avec lenteur, et pour cela on ne fait avancer la crémaillère que d'un cran toutes les quinze secondes environ. De cette manière l'opération dure de vingt-cinq à vingt-six minutes.

La plaie presque linéaire résultant de l'opération ne donna pas une goutte de sang. Elle fut recouverte néanmoins de quelques rondelles d'amadou soutenues par des compresses et un bandage en T.

La dissection de la tumeur fit reconnaître qu'elle était constituée par la réunion d'un certain nombre de lobules qui tous, à l'exception d'un seul complétement œdémateux, offraient un lacis inextricable de canaux veineux de 3 à 4 millimètres de diamètre et à parois extrêmement minces. L'apparence bosselée de ces lobules leur donnait une ressemblance assez frappante avec les vésicules séminales ; seulement les canaux, au lieu de communiquer, comme dans ces dernières, tous les uns avec les autres, étaient fréquemment interrompus par des cloisons, comme on pouvait s'en assurer en les ouvrant en divers points. On en retirait alors tantôt un caillot unique, rougeâtre et arrondi, occupant une cellule close de toutes parts, tantôt un caillot un peu plus allongé et présentant comme appendices d'autres petits caillots provenant de cellules voisines en communication avec la première par un assez petit orifice. La muqueuse qui recouvre la tumeur devient extrêmement mince vers le point culminant des bosselures, de sorte qu'il est à peu près impossible de la séparer en ce point du paquet veineux ; en certains endroits, elle est même érodée et laisse à nu le tissu spongieux qu'elle recouvre, ce qui peut rendre compte de la transsudation facile du sang. Le lendemain de l'opération, 7 janvier, la malade dit avoir un peu souffert ; il n'y a eu aucun écoulement sanguin par la plaie ; peu de fièvre ; point de selles.

8. En examinant la plaie, on s'aperçoit que les parois opposées du rectum ont contracté adhérence l'une avec l'autre ; on introduit avec précaution le doigt pour faire cesser cette agglutination, et aussitôt après la malade rend une selle.

10. La malade est toujours calme, sans douleur, sans fièvre.

12. Même état ; peu d'appétit. Cependant, madame Horry prend des bouillons et des potages depuis quelques jours. Elle se lève plusieurs heures pendant la journée.

22. L'appétit est revenu. La malade commence à reprendre ses occupations habituelles, bien qu'elle n'ait pas encore recouvré toutes ses forces. Elle ne se plaint d'aucune douleur du côté de l'anus, si ce n'est une cuisson légère qui se manifeste au moment des garde-robes. Quoi qu'il en soit, la guérison peut dès aujourd'hui être considérée comme complète.

Dans les premiers jours de février, la santé de la malade est complétement rétablie. Les selles s'effectuent avec facilité. La cicatrice est peu étendue, solide. Il n'y a pas de rétrécissement.

L'observation qu'on vient de lire constitue un document d'un grand intérêt dans l'histoire de l'écrasement linéaire. Nous devons donc mettre en lumière, à son occasion, certaines particularités dont il importe de tenir compte.

Nous avons mentionné déjà plusieurs fois le fait si curieux de la réunion primitive fort solide qui s'établit entre les parois de l'intestin rectum chez les sujets qui ont subi l'ablation totale d'un bourrelet hémorrhoïdal circulaire. Chez quelques sujets, l'occlusion n'est pas tellement complète qu'il ne puisse s'échapper des gaz dans les vingt-quatre heures qui suivent l'opération.

Chez ces opérés, les phénomènes de distension du ventre ne sont pas très-prononcés, mais chez la malade qui fait le sujet de cette observation, l'occlusion fut absolue, et le lendemain il y avait un météorisme qu'il était urgent de faire cesser, lorsque nous arrivâmes près de la malade. Nous croyons donc que, dès le lendemain de l'opération, il est indispensable de s'assurer de la perméabilité de l'intestin, sous peine de voir survenir quelques accidents. Peut-on se contenter de ce simple décollement? Doit-on, sur-le-champ, mettre une mèche? C'est là un point sur lequel des observations ultérieures pourront seules nous édifier. Du reste, nous ne parlons ici que des phénomènes d'occlusion qui succèdent immédiatement à l'opération; car c'est une des choses vraiment remarquables du procédé opératoire auquel nous avons recours que l'absence complète de tout rétrécissement ultérieur durable. C'est là, il faut le dire, l'une des grandes supériorités de l'écrasement sur la cautérisation.

Toutes les personnes qui ont vu pratiquer l'ablation des bourrelets hémorrhoïdaux par notre procédé sont frappées d'un contraste bien remarquable, quand elles mettent l'absence de toute perte de sang ou l'exiguïté de ces pertes en regard de cette espèce d'éponge sanguine dont il semble que le sang va ruisseler de toutes parts, au moment où la tumeur, attirée par l'érigne à branches multiples, s'épanouit en un énorme champignon dont les mamelons, plus gros que le pouce, ressemblent à des cotylédons placentaires.

Dans de pareilles conditions, il n'est guère de chirurgien, si osé qu'on le suppose, qui ne recule devant l'idée de porter l'instrument tranchant sur une pareille masse vasculaire. On comprend dès lors combien est grave le traitement opératoire d'une tumeur semblable par toute autre méthode que par celle dont il s'agit en ce moment.

Parmi les observations que nous possédons, il en est peu qui s'élèvent plus hautement en faveur de l'opération que l'observation précédente, si l'on a égard à l'énorme développement du bourrelet hémorrhoïdal, à la simplicité de l'opération et de ses suites, et à la rapidité de la guérison.

OBSERVATION IX. — *Tumeur hémorrhoïdale circulaire compliquée de chute du rectum. — Application de l'érigne à branches multiples. — Opération par écrasement linéaire. — Guérison.* (Recueillie par M. Parisot, interne des hôpitaux.)

Wartet (Emilie), soixante-huit ans, demeurant à Montmartre, rue Sainte-Marie, 6, entre le 12 septembre 1854 à l'hôpital Lariboisière, salle Sainte-Marthe, 22.

16 Septembre. Cette femme, autrefois d'une bonne santé, cessa d'être réglée à l'âge de trente-six ans. Il y a dix ans, elle commença à perdre du sang deux ou trois fois par mois, dans la proportion d'un à deux verres chaque fois, en allant à la selle. Il y a quatre ans, à Dunkerque, fièvre intermittente quotidienne coupée par le sulfate de quinine.

Depuis huit mois, douleurs au fondement, surtout pendant et après la défécation.

Il y a six mois, apparition à l'anus d'une tumeur sortant au moment des garde-robes, rentrant sous l'influence du séjour au lit, diminuant de volume dès que du sang avait été expulsé. Ces pertes de sang ont encore lieu maintenant par petites quantités, mais tous les jours. Depuis huit mois environ, teinte jaune-paille très-prononcée du visage, sans coloration ictérique des sclérotiques, qui paraissent un peu amincies. Perte des forces, refroidissement facile des extrémités. La malade s'essouffle et est prise de palpitations dès qu'elle fait un effort quelconque. Appétit capricieux. Quatre pilules d'extrait de mou de quinquina et six pilules de proto-iodure de fer. Bruit de souffle intermittent, doux, mais très-intense, aux vaisseaux du cou.

Etat actuel : il existe au pourtour de l'anus un bourrelet circulaire volumineux et dont le volume augmente encore quand on fait faire à la malade des efforts de défécation. Ce bourrelet est composé de deux portions également circulaires et toutes deux mamelonnées, l'une externe et cutanée, l'autre centrale ou muqueuse. Le bourrelet muqueux est ulcéré en quelques points où il est le siége d'un suintement séro-sanguinolent qui tache le linge. Mais aujourd'hui, 19 septembre, la tumeur, comparée à ce qu'elle était avant que la malade se reposât à l'hôpital, est moins volumineuse, moins tendue, un peu flétrie, à peine saignante. La pression n'y réveille pas de douleurs.

Le doigt, introduit dans le rectum, reconnaît que cette tumeur a la forme d'une virole faisant saillie dans l'intestin, haute partout de 4 centimètres et demi, qu'elle est peu dure, sa consistance étant à peine supérieure à celle de la portion des parois du rectum sur laquelle elle siége. Au-dessous de cette tumeur on sent les battements d'une ou deux artères. Cette exploration est à peine douloureuse. Le rectum est mobile, non adhérent au tissu cellulaire des fosses ischio-rectales. Selles normales, mais suivies de douleurs dans le côté droit du fondement.

Le 20 septembre, la malade, ayant été amenée par le chloroforme à l'état de tolérance anesthésique, est placée comme pour l'opération de la fistule anale. L'opérateur plonge dans le rectum l'érigne à branches multiples, il en écarte les crochets et attire au dehors, avec une grande facilité, la tumeur solidement saisie. On essaie alors de porter une forte ligature sur la base de la tumeur pour étreindre et pédiculiser de la sorte toute la partie saillante de celle-ci, afin d'appliquer plus facilement ensuite l'écraseur. Mais, bien que l'on attire fortement au dehors l'érigne à branches multiples, la ligature pince les crochets de cette érigne en même temps que les tissus à isoler. On renonce donc à cette ligature préalable, et attirant de nouveau l'érigne et la tumeur au dehors on étreint dans l'anse métallique de l'écraseur toute la base de cette dernière. On pousse cette anse aussi haut que possible; on la resserre graduellement en faisant avancer la crémaillère d'un cran chaque demi-minute environ; on parvient d'abord à isoler complétement la tumeur, laquelle se trouve à ce moment lisse, tendue, violacée, toujours composée d'une portion de peau et d'une partie muqueuse. On détache l'érigne devenue inutile, puis, continuant à serrer l'anse, on obtient la section complète de la virole rectale. Douze à quinze minutes ont suffi pour faire cette opération, pendant laquelle il s'est écoulé à peine quelques gouttes de sang.

La malade, grâce au chloroforme, n'a nullement souffert. La plaie est fort nette, presque linéaire, à peine saignante. Elle a la forme d'une circonférence qui circonscrit l'anus. Cette plaie étant bien lavée, un petit cône formé de rondelles d'amadou superposées et unies par un fil placé dans l'axe du cône est introduit dans l'anus et sert à tamponner le lieu de la section; il est maintenu en place par un épais gâteau de charpie, des compresses et un bandage contentif assez fortement serré. La malade, portée à son lit, prend une potion avec l'extrait de ratanhia; bouillons, potages.

Examen de la tumeur extirpée. — Elle se compose de deux parties, l'une superficielle, formée par la peau très-nettement sectionnée; l'autre interne, formée par la muqueuse qui a été arrachée inégalement plutôt que sectionnée. Entre la muqueuse et la peau existe un tissu cellulo-adipeux assez abondant, un peu épaissi. L'examen à l'œil nu montre que évidemment la tumeur enlevée n'est pas autre chose qu'une portion de la muqueuse rectale prolapsée et accompagnée d'ampoules hémorrhoïdales. L'examen microscopique fait par M. Broca confirme cette donnée et ne montre dans la pièce aucun mélange d'éléments soit épithéliaux, soit fibro-plastiques, soit cancéreux proprement dits, etc. Il y a plus de peau enlevée que de muqueuse. Cette peau lobulée, mamelonnée, présente des circonvolutions ayant pour la forme beaucoup de ressemblance avec les circonvolutions du cervelet. Ce cylindre a 2 centimètres de hauteur. La muqueuse présente, outre la déchirure produite par l'opération, quelques points ulcérés. Dans le tissu cellulaire qui sépare la peau de la muqueuse, tout près de cette dernière membrane, se voient des renflements veineux en tout identiques à ceux qu'on trouve dans l'intérieur des tumeurs hémorrhoïdaires. Il n'y a aucune trace de fibres musculaires indiquant que le sphincter anal aurait été détruit.

Après l'opération, la malade éprouve une douleur cuisante qui dure une heure environ et s'apaise ensuite au point de devenir très-facilement supportable. Toute la journée se passe sans fièvre, sans le moindre suintement sanguin.

Le 21 septembre, même état satisfaisant.

Le 22, on renouvelle le pansement; la plaie n'est ni enflammée, ni douloureuse; pas de fièvre.

Le soir, le ventre est ballonné et douloureux. On enlève de nouveau le pansement, la malade voulant aller à la garde-robe. Pas de selles, pas d'écoulement sanguin. Le pansement est rétabli.

Le 23, le ballonnement douloureux du ventre persiste. Cataplasmes sur l'abdomen. Un lavement avec 60 grammes de miel de mercuriale est donné avec précaution. Ce lavement purgatif n'a pas été rendu. On administre une douche intestinale. Cette douche entraîne quelques matières fécales, mais elle est très-douloureuse. La plaie est lavée ensuite avec de l'eau tiède additionnée d'alcool camphré, puis on y applique une solution de nitrate d'argent, et le pansement avec l'agaric est encore rétabli. Quelques heures après, la malade a eu une selle suivie d'un soulagement marqué et de la disparition de la tympanite. Pas le moindre mouvement fébrile.

Les jours suivants, l'amélioration continue. Ni fièvre, ni douleurs. Une selle chaque jour. Retour de l'appétit, bonnes digestions. On continue le pansement à l'amadou. La malade garde le lit.

Le 28 et les jours suivants, la malade se lève. Le souffle carotidien et les palpitations ont presque disparu. Le teint est moins jaune. Cette femme a complétement cessé de perdre du sang par l'anus depuis l'opération. Elle reprend des forces. La plaie, touchée de temps à autre avec la solution de nitrate d'argent, puis pansée à l'amadou, n'est le siége d'aucune douleur. Elle est rose, couverte de bourgeons charnus très-réguliers, et n'a jamais fourni que très-peu de suppuration. A son centre est un orifice étroit qui représente l'anus; le doigt indicateur peut y pénétrer en forçant un peu le passage, ce qu'on fait tous les deux ou trois jours, pour éviter un rétrécissement. Selles quotidiennes et faciles.

Le 3 octobre, un peu de constipation ; lavements suivis de garde-robes.

Du 3 au 6, santé parfaite.

Les 6 et 7, envies fréquentes d'aller à la selle, mais pas de garde-robes, pas de diarrhée. Aucune incontinence de matières fécales.

Le 14, la plaie d'opération est à peu près cicatrisée. Quelques douleurs en allant à la garde-robe.

Le 16, le doigt ne peut franchir que difficilement l'anus, arrêté qu'il est par l'anneau cicatriciel qui circonscrit cet orifice. La plaie est complétement cicatrisée.

Les jours suivants, la rétraction de la cicatrice augmente encore. A partir du 19 octobre, on y remédie en dilatant l'extrémité inférieure du rectum au moyen de mèches laissées à demeure, et dont on augmente graduellement le volume.

Du 1er au 13 novembre, l'anus est toujours un peu rétréci ; au lieu d'être arrondi, il offre une forme linéaire, vulvaire pour ainsi dire, circonstance due au développement légèrement hypertrophique de la cicatrice, laquelle forme un relief marqué au-dessus du niveau de la peau. La défécation se fait sans effort, mais il y a toujours des envies assez fréquentes d'aller à la garde-robe. Les matières fécales sont globuleuses et petites. Continuation des mèches.

Quelques jours après, on néglige une seule fois d'introduire un corps dilatant, et le lendemain la coarctation inodulaire tend à reparaître. Introduction du doigt indicateur. Les mèches sont continuées avec régularité.

Le 26 décembre 1854, l'anus a repris de la souplesse ; mais on reconnaît que la dilatation est encore nécessaire pour maintenir cet état. Si, un doigt étant introduit dans le rectum, on engage la malade à serrer, on sent que ce doigt est étreint par la contraction du sphincter. Les selles sont tout à fait normales. Disparition complète des bruits vasculaires du cou et des palpitations. La teinte jaune de la peau existe encore, mais à un degré beaucoup moindre. La malade a recouvré ses forces et la santé. Elle prend toujours des pilules de fer et de quinquina ; elle continue l'usage des mèches. Bientôt celles-ci sont inutiles, la défécation redevient complétement normale, et la malade sort parfaitement guérie dans le courant de janvier 1855.

Si quelque chose peut donner l'idée de l'innocuité d'une méthode opératoire, c'est assurément ce qui s'est passé dans l'observation que nous venons de rapporter.

L'âge avancé de la malade, soixante-huit ans, la longue durée des accidents hémorrhoïdaires, l'état de dépérissement profond dans lequel était tombée cette femme, eussent contre-indiqué formellement, pour nous du moins, l'emploi de toute méthode qui eût donné lieu au traumatisme que supposait l'ablation d'une pareille tumeur par tout autre moyen que l'écrasement. Il en eût été de même de tout procédé qui eût donné lieu à des douleurs vives ou prolongées, à une suppuration abondante ou durable, en un mot à tout ce qui pouvait causer un ébranlement notable sur une organisation aussi débilitée.

Grâce à l'écrasement et à l'état de tolérance anesthésique obtenu pendant toute la durée de l'opération, il nous a été possible d'éviter tout accident fâcheux.

Si nous résumons comme dans une sorte de tableau les principaux accidents survenus sous l'influence des flux hémorrhoïdaux répétés, chez la malade qui fait le sujet de l'observation précédente, nous voyons que ces pertes de sang ont eu pour effet d'amener la diminution progressive des forces, la teinte jaune-paille très-prononcée du visage, le refroidissement facile des extrémités, les palpitations au moindre exercice, la dépravation de l'appétit, des bruits de souffle dans les carotides, en un mot un état général qu'on pourrait qualifier à bon droit de cachexie hémorrhoïdaire.

Pour saisir des bourrelets hémorrhoïdaux circulaires et plus ou moins glissants, l'érigne à branches multiples est assurément le moyen qui agit de la manière la plus sûre et la plus complète ; mais l'on peut voir par la lecture de l'observation précédente que l'emploi d'une ligature pour la formation du pédicule est un moyen accessoire auquel nous ne négligeons jamais de recourir.

Ce moyen pourrait paraître superflu en ce sens que la chaîne de l'écraseur semble être à elle seule un élément plus que suffisant pour former le pédicule de la tumeur. C'est là une erreur, et voici en quoi la ligature préalable est utile et même indispensable. On a vu, dans l'observation qui précède, qu'au moment où cette ligature avait été appliquée, on avait bien vite reconnu qu'elle avait compris dans son anneau une des branches de l'érigne multiple. Couper cette ligature et en réappliquer une seconde fut l'affaire d'un instant. Mais supposez qu'au lieu de la ligature préalable on eût appliqué d'emblée la chaîne à écrasement ; n'est-il pas évident qu'on eût brisé l'un des crochets, ce qui eût amené de sérieuses difficultés pour terminer l'opération. La ligature préalable est donc utile pour former le pédicule. Elle est indispensable comme moyen de vérifier que les crochets de l'érigne multiple ne seront point compris dans la chaîne de l'écraseur.

Un élément important à noter dans l'appréciation de la valeur comparative des diverses méthodes, c'est la durée de la douleur consécutivement à l'opération. Généralement, nous avons constaté que dans la première heure qui suit l'opération il existe des douleurs assez vives, mais bientôt elles s'apaisent, et font place alors à un calme complet. Il est loin d'en être ainsi après la destruction des hémorrhoïdes par le fer rouge.

La cautérisation par le caustique occasionne aussi des douleurs beaucoup plus prolongées que celles produites par l'écrasement, et il est facile d'en comprendre la raison. En effet, quelque soin qu'on mette à prévenir la diffusion du caustique, il est très rare qu'une petite quantité de celui-ci ne s'étale pas sur les parties de la muqueuse avoisinant le lieu précis de l'opération, et alors les malades éprouvent une cuisson qui se prolonge au moins pendant plusieurs heures. Du moins c'est là ce que nous avons conclu de nos propres observations et de celles qui appartiennent à d'autres chirurgiens. On voit en effet, dans l'une des observations de M. Amussat, que le malade dut séjourner dans un bain excessivement prolongé.

Un élément très important encore dans la comparaison qu'on peut faire des diverses méthodes pour la destruction des tumeurs hémorrhoïdales se déduit de l'étude de la constipation à la suite de l'emploi des divers procédés. Tandis que presque tous les malades qui ont été opérés par la cautérisation sous ses diverses formes sont assujettis, par suite de la formation inévitable des tissus inodulaires, à une constipation rebelle, nous avons presque constamment observé qu'à la suite de l'écrasement linéaire les cicatrices souples qui succèdent à l'opération n'opposent aucun obstacle sérieux et durable au libre exercice de la défécation. Les seuls cas où il ait été nécessaire de recourir à l'emploi des mèches sont ceux dans lesquels il y avait, antérieurement à l'opération, un état de phlegmasie chronique qui avait profondément modifié les conditions anatomiques des tissus sur lesquels avait dû porter l'instrument. C'est ce qui eut lieu dans l'observation de la femme Emilie Wartet, et c'est là ce qui explique la nécessité où nous nous trouvâmes de recourir à l'emploi des mèches pendant quelque temps. Et encore est-il à noter que, même chez cette malade, le resserrement dû à la cicatrice était assez peu prononcé pour permettre l'issue de matières fécales globuleuses, ainsi que cela est noté à plusieurs reprises dans l'observation.

OBSERVATION X. — *Bourrelet hémorrhoïdal circulaire opéré par écrasement linéaire. — Fracture de l'instrument. — Infection purulente. — Mort.*

Rouzet (Auguste), quarante et un ans, menuisier, entre le 14 décembre 1854 à l'hôpital Lariboisière, salle Saint-Louis, 14.

Il n'a jamais eu de grandes maladies. Son père était hémorrhoïdaire, et perdait du sang tous les mois. Pas d'antécédents syphilitiques ou scrofuleux. Jamais d'excès, sinon de travail.

Il y a dix ans, Rouzet s'aperçut qu'il rendait du sang en allant à la selle. Cette excrétion s'accompagnait de coliques légères. Le malade continua pendant quelques mois à perdre ainsi du sang, mais ne s'en inquiéta pas autrement, et ne suspendit pas son travail. Enfin, après une hémorrhagie un peu plus forte, il consulta un médecin qui lui prescrivit des pilules dont nous ne savons pas la composition. Le flux sanguin s'arrêta, mais revint au bout de six mois. Peu de temps après, le malade remarqua que de petites tumeurs se montraient à l'anus quand il allait à la selle. A partir de ce moment, il perdit du sang par intervalles irréguliers, mais toujours au moment des garde-robes

C'était surtout l'hiver qu'avaient lieu ces pertes de sang; elles cessaient l'été, et le malade revenait à la santé. Sous l'influence de ces hémorrhagies répétées, Rouzet ne tarda pas à maigrir, et aujourd'hui il offre une teinte jaunâtre avec dépérissement, chairs flasques, etc.

On observe du côté de l'anus une tumeur circulaire, d'un rose pâle, se gonflant quand le malade fait effort, et très-profondément sillonnée de plis irréguliers. C'est le bourrelet hémorrhoïdal. Il est mollasse et rentre facilement. Il y a en même temps prolapsus du rectum très-appréciable. Bon appétit d'ailleurs. Selles une fois par jour, mais avec coliques. Rien du côté des appareils respiratoire et circulatoire. Le malade est découragé de son état. On se propose d'enlever la tumeur au moyen de l'écrasement linéaire.

Le 20 décembre, on introduit par l'anus l'érigne multiple, à l'aide de laquelle on fait saillir le bourrelet hémorrhoïdal. Un premier écraseur est appliqué et fonctionne pendant dix minutes; mais cet instrument s'étant fracturé, on est obligé de le remplacer par le gros écraseur, qui opère très-promptement la section du pédicule.

Une petite artériole a produit un léger suintement sanguin. On ne s'en occupe pas. On applique sur l'anus des rondelles d'agaric superposées, et on les fixe avec des compresses qui viennent elles-mêmes s'attacher en avant et en arrère sur un bandage de corps. Pilules de ratanhia toutes les demi-heures; alcoolature d'aconit; infusion de tilleul.

Le 21 décembre, 92 pulsations. Légères coliques la nuit. Pas une goutte de sang n'a sali l'appareil. Deux pots de groseille. Bouillons, potages.

Le 23, frissons dans la journée. Eau de Sedlitz. Le soir, débâcle abondante mélangée d'un peu de sang noir coagulé. Irrigations rectales.

Le 24, toucher rectal. L'anus semble former deux lèvres qui sont légèrement agglutinées. On les sépare avec le doigt. Issue de matières fécales liquides et brunâtres.

Le 25, on s'aperçoit que le malade n'a pas uriné. Il dit n'uriner qu'avec peine depuis l'opération, ce qui ne lui arrivait jamais auparavant. Cathétérisme; issue facile d'une urine limpide.

Le 26, nouveau cathétérisme. Pas d'hémorrhagie dans les selles.

Le 27, on sonde encore le malade. Pas de selles; quelques coliques. La plaie va bien.

Le 29, sonde à demeure. Etat local toujours satisfaisant.

Le 30, phénomènes généraux de l'infection purulente.

Le 31, mort.

Autopsie. — Le foie contient un nombre considérable d'abcès métastatiques. Les uns occupent la périphérie de l'organe, mais particulièrement la face convexe, où ils sont très-multipliés. La section de l'enveloppe péritonéale au-dessous de laquelle ils sont situés suffit pour les vider. Les autres existent à l'intérieur de la glande. Ils sont également en nombre considérable. On en compte vingt-cinq sur une coupe du lobe gauche. Leur volume est, en général celui d'une noisette. Cependant, à l'intérieur du foie, on en trouve plusieurs qui, provenant probablement de la fusion de plusieurs abcès voisins, présentent le volume d'une grosse noix. Le pus qu'ils renferment est jaune, tout à fait semblable au pus phlegmoneux des abcès du tissu cellulaire; mais il varie pour la consistance dans les différents abcès: ici il est complétement liquide; là, au contraire, il se présente sous la forme de petits noyaux concrets et semi-liquides. Sous l'enveloppe péritonéale, quelques ecchymoses noirâtres.

Les poumons, les reins, la rate, le cœur, le cerveau, examinés avec le plus grand soin, ne contiennent pas un seul abcès. Veine cave inférieure et veines hémorrhoïdales parfaitement saines.

Nulle trace d'abcès dans le petit bassin, dans le tissu très-épaissi du rectum. La section de la muqueuse rectale remonte à 5 centimètres au-dessus des plis radiés de l'anus. La surface de la plaie a bon aspect; elle est légèrement granuleuse. Les articulations n'ont pas été ouvertes.

Plusieurs circonstances propres à l'observation qu'on vient de lire expliquent le caractère tout à fait exceptionnel qu'a présenté le fait dont il s'agit. C'est, en effet, le seul dans lequel nous ayons eu l'occasion d'observer l'infection purulente comme conséquence de l'ablation d'un bourrelet hémorrhoïdal par l'emploi de l'écrasement linéaire.

Nous avons d'abord à noter que pendant l'opération, l'un des instruments s'étant brisé, on fut obligé d'en appliquer un autre. Ces substitutions ont des inconvénients graves. Elles dénaturent presque complétement le caractère essentiel du mode opératoire, lequel consiste à clore les vaisseaux avant que leur section ne soit accomplie Aussi arriva-t-il ce que nous n'avons jamais vu dans aucune autre de nos opérations d'écrasement linéaire, à savoir qu'un jet de sang artériel se manifesta dans le lieu de la section aussitôt que celle-ci fut effectuée. Ce jet était peu considérable, cela est vrai; il n'exigea pas de ligature, et ne donna lieu à aucune hémorrhagie ultérieure; mais enfin il a existé, et cela seul suffit pour faire comprendre que, dans ce cas, l'écrasement n'avait point réalisé son programme.

D'un autre côté, on a vu qu'à plusieurs reprises, il avait été nécessaire de sonder le malade, qui n'avait jamais été sondé antérieurement à l'opération. Or, nous attachons beaucoup d'importance au cathétérisme pour les motifs que nous avons exposés.

En dernier lieu, l'adhésion primitive des surfaces de la plaie produite par l'écraseur fut tellement complète et opiniâtre, que l'on fut obligé de recourir plusieurs fois à la manœuvre du décollement, et cette manœuvre dut être abandonnée à des personnes qui n'avaient pas suffisamment observé de faits de ce genre. De sorte qu'il y a de très-fortes raisons de croire que ces manœuvres, plusieurs fois répétées par des mains peu expérimentées, n'ont pas été étrangères à l'issue fâcheuse qui a eu lieu dans ce cas.

Nous avons dû mentionner ces diverses circonstances pour mettre le lecteur à même de bien apprécier la signification de ce fait dans tout son ensemble. Il ne s'agit point ici de faire le panégyrique ou l'apologie de tel ou tel moyen thérapeutique, et nous ne pouvons pas donner de meilleure preuve de notre indépendance que la citation même que nous avons faite d'une observation susceptible d'être interprétée défavorablement pour la méthode dont nous nous occupons. Nous avons par devers nous un assez grand nombre de faits pour qu'il nous eût été facile de composer notre travail exclusivement avec des cas heureux ; mais telle ne saurait être notre manière de comprendre la loyauté scientifique ; et c'est à cette condition seulement que peuvent être dus, selon nous, des succès honorables et sûrs.

Observation XI. — *Tumeurs hémorrhoïdales compliquées de fistule à l'anus et de spasme douloureux du sphincter. — Opération par écrasement linéaire. — Guérison au bout de quatre jours.*

Le nommé Roux, mécanicien, quarante-cinq ans, entre le 10 avril 1855 à l'hôpital Lariboisière, salle Saint-Augustin, 14.

Ce malade dit avoir des hémorrhoïdes depuis l'âge de vingt-quatre ans. Ainsi, à certaines époques ou après un travail un peu pénible, il ressentait quelques douleurs vers l'anus, et constatait alors dans cette région l'existence d'une petite tumeur qui, sous l'influence d'un jour de repos, disparaissait sans avoir donné lieu à aucun écoulement sanguin. Cela durait depuis vingt ans environ, lorsqu'il y a six mois, à la suite d'un travail forcé, la tumeur hémorrhoïdale reparut, et, pour la première fois, fut accompagnée d'un flux sanguin assez abondant. Depuis ce jour, et pendant six semaines environ, chaque effort de défécation donnait lieu à l'écoulement d'un verre de sang. Cet écoulement devint ensuite moins fréquent, mais la tumeur hémorrhoïdale persista, et conserva même une certaine sensibilité.

Depuis quatre mois, le malade, qui est ordinairement constipé, ressent chaque fois qu'il va à la selle une douleur vive à l'anus, douleur qui se manifeste le plus souvent un quart d'heure après la défécation, et se prolonge pendant un temps plus ou moins long, quelquefois même pendant cinq ou six heures. Il ne paraît pas exister de fissure.

Enfin, il y a un mois, le malade se fit ouvrir par son médecin un petit abcès de la marge de l'anus, sur le côté gauche et un peu en arrière de cet orifice. Depuis cette petite opération, il est resté une fistule par laquelle sortent des vents, mais qui n'a jamais livré passage à des matière fécales.

A l'examen, on trouve qu'il existe deux tumeurs hémorrhoïdales peu volumineuses et implantées sur le pourtour de l'anus. Toutefois, l'une d'elles a la grosseur d'une noix. On trouve aussi l'orifice externe de la fistule. L'exploration par le stylet fait reconnaître que cette fistule est complète, que son orifice supérieur s'ouvre au-dessus du sphincter, et que son trajet est situé en dedans du sphincter, c'est-à-dire sous la muqueuse (fistule intéro-sphinctérienne de M. Chassaignac). Enfin, le toucher rectal ne révèle l'existence d'aucune tumeur hémorrhoïdale interne; seulement l'introduction du doigt est très-douloureuse, et l'on sent parfaitement une forte constriction du sphincter.

L'état général est très-bon; le moral n'est point affecté; seulement les douleurs, par leur intensité, forcent souvent le malade à suspendre son travail.

Le 13 avril, le malade est endormi au chloroforme, et l'on se dispose à pratiquer dans la même séance une triple opération : 1° la dilatation du sphincter; 2° l'incision de la fistule; 3° l'ablation des hémorroïdes.

1° La dilatation est faite par les deux index introduits dans l'anus (procédé Récamier).

2° Un stylet armé d'un fil est introduit par l'orifice externe de la fistule jusque dans le rectum, puis ramené à l'extérieur par l'anus. L'un des chefs du fil est fixé par un nœud à l'extrémité libre de la chaîne de l'écraseur, et sert à conduire cette chaîne dans le trajet de la fistule et à la ramener à l'extérieur par l'anus. Cette extrémité libre de la chaîne est ensuite fixée à la tige qui lui correspond, de manière à former une anse dans laquelle se trouve comprise l'espèce de pont qui sépare l'anus du trajet de la fistule.

L'instrument est mis en jeu, et, en une minute et demie, le pont dont il s'agit est détruit sans qu'il s'écoule une goutte de sang.

3° On passe ensuite à l'ablation des hémorrhoïdes. On saisit les tumeurs avec une érigne, et l'on tire un peu sur elles pendant qu'on place une forte ligature à leur point d'implantation pour former un pédicule. L'anse de l'écraseur est placée sur le pédicule ainsi formé, et amenée à bonne constriction. Faisant alors marcher l'instrument d'un cran à chaque quart de minute, on parvient à détacher les tumeurs en six minutes et demie, sans donner lieu à aucun écoulement de sang. On applique quelques rondelles d'agaric sur la plaie, puis on les maintient en place par un bandage en T.

Le soir, le malade est très-bien; il ne souffre plus et n'a pas de fièvre.

Le lendemain, le malade a eu une selle qui n'a réveillé, du côté de l'anus, aucune sensibilité. Les jours suivants, le malade n'a éprouvé aucune douleur pendant la défécation. Il sort le 17 avril, et se rend à pied à son domicile.

Dans l'observation qu'on vient de lire, et que nous devons à M. Charnal, interne du service de chirurgie à Lariboisière, on voit que la tumeur hémorrhoïdale était compliquée de deux autres affections, le spasme sphinctérien et la fistule à l'anus.

Nous avons donc eu raison de dire, dans une autre partie de ce travail, que l'état hémorrhoïdaire pouvait engendrer les abcès, la fistule à l'anus, et ce que l'on appelle la fissure spasmodique; car il est évident que chez ce malade, les tumeurs hémorrhoïdaires qui existaient depuis longtemps n'ont amené, d'une part, l'état spasmodique du sphincter caractérisé par sa douleur pathognomonique; d'autre part, l'abcès, puis la fistule, qu'au fur et à mesure que l'affection primitive devenait plus douloureuse.

Les motifs qui nous ont déterminé à faire en une seule séance trois opérations qu'on fait d'ordinaire séparément, la dilatation du sphincter, l'opération de la fistule à l'anus et l'ablation des hémorrhoïdes, c'est : 1° l'innocuité de l'écrasement, qui permet des opérations multiples sans exposer à des inflammations trop violentes; 2° le désir de rendre plus promptement la liberté à ce malade, homme laborieux, et qui redoutait un long séjour à l'hôpital.

Ce n'est certainement point en employant les méthodes de cautérisation, quelles qu'elles soient, qu'on aurait pu mener les choses aussi rapidement, et permettre au malade de regagner, dès le troisième jour et à pied, un domicile très-éloigné de l'hôpital.

Depuis le retour du malade chez lui, M. le docteur Rodenberg a bien voulu nous écrire que la guérison de ce malade s'était parfaitement maintenue, de telle sorte que le résultat a été aussi complet qu'il avait été rapide.

Nous voudrions bien éviter cet écueil dans lequel tombent généralement les inventeurs, écueil qui consiste à déprécier la valeur des méthodes qui ne leur appartiennent pas, tandis qu'ils exaltent outre mesure ce qu'ils considèrent comme leur propriété scientifique. Toutefois, nous ne pouvons pousser la défiance de nous-même au point de laisser passer, sans y attirer l'attention des praticiens, des résultats du genre de ceux dont il vient d'être question, et qu'aucune méthode connue jusqu'ici n'a certainement jamais donnés.

L'observation suivante, recueillie avec soin dans mon service par M. Charnal, est un nouvel et remarquable exemple des redoutables effets de l'affection hémorrhoïdale, quand elle se développe avec rapidité, et quand elle atteint des proportions considérables.

Observation XII. — *Énorme bourrelet hémorrhoïdal annulaire compliqué de prolapsus de la muqueuse rectale. — Hémorrhagies de plus en plus rapprochées et abondantes, menaçant la vie du malade. — Opération par écrasement linéaire. — Guérison radicale des hémorrhoïdes et de la chute du rectum.*

Le nommé Hautemanière, vingt-huit ans, mécanicien, entre, le 5 avril 1855, à l'hôpital Lariboisière, salle Saint-Augustin, n° 26, pour se faire opérer de tumeurs hémorrhoïdales.

Ce malade, d'une constitution assez robuste, fait remonter le début de son affection à l'âge de vingt ans. Pendant six ans environ, il n'eut pas d'hémorrhagie et n'éprouvait de la gêne et de la douleur qu'après une marche pénible, un travail forcé.

La première hémorrhagie eut lieu il y a dix-huit mois; elle fut très-abondante; le sang sortait par un jet assez fort. Après cette première perte, le malade revint à son état antérieur, et ce n'est que six mois plus tard qu'eut lieu la seconde hémorrhagie. A partir de ce moment, les pertes devinrent de plus en plus fréquentes, et bientôt chaque défécation amena un flux sanguin souvent très-notable. En même temps, les tumeurs hémorrhoïdales prirent un développement considérable et amenèrent un prolapsus de la muqueuse rectale. Aussi le malade était-il toujours obligé d'en opérer la réduction, ce qui ne souffrait d'ailleurs aucune difficulté.

Au mois de février 1855, le malade fut pris d'ictère et d'embarras intestinal; son médecin lui prescrivit plusieurs purgatifs qui amenèrent une congestion plus grande encore vers le rectum et des douleurs plus vives. Aussi, pour combattre cet état, eut-il recours à des applications de sangsues sur les hémorrhoïdes et à quelques cautérisations avec une solution de nitrate d'argent, mais sans résultat. C'est alors que le malade entra à l'hôpital pour se faire opérer.

A l'examen, il se présente dans l'état suivant : on trouve à la région anale un énorme bourrelet hémorrhoïdal, de forme circulaire et résultant de la réunion de six ou sept tumeurs toutes recouvertes par la peau. Au centre de ce bourrelet, trois ou quatre tumeurs plus volumineuses, plus rouges que les précédentes et recouvertes par la muqueuse.

Le malade est dans une anémie profonde, cependant toutes les fonctions s'accomplissent très-régulièrement.

Le moral n'est pas affecté, et si depuis longtemps le malade ne se livre plus avec autant d'ardeur au travail, c'est principalement à cause de la faiblesse qui résulte pour lui d'hémorrhagies abondantes et répétées.

Le 16 avril, le malade est endormi au chloroforme. La tumeur est pédiculisée avec une forte ligature et enlevée par l'écrasement linéaire en seize minutes, sans qu'il y ait hémorrhagie.

Le malade, reporté à son lit, est pris de douleurs très-vives à l'anus, puis d'une agitation extrême qui se calme assez promptement sous l'influence d'un peu de sirop d'éther.

Ce soir, le malade est très-calme. Les douleurs à l'anus sont moins violentes; pas de fièvre; émission des urines facile; absence de garde-robes.

Le 17 avril, le malade est très-gai; il a dormi toute la nuit et n'éprouve plus que de faibles douleurs. Le pansement est enlevé, et l'on remarque que l'anus est considérablement rétréci par suite de la réunion primitive d'une grande partie de la plaie. On détruit ces adhérences par l'introduction du doigt, et l'on place une mèche de charpie pour maintenir les deux lèvres de la plaie écartées (2 verres d'eau de Sedlitz).

Le soir, le malade est bien; il a eu deux selles liquides dans la journée, l'émission des urines est toujours facile.

Le 18 avril, le malade continue à se bien trouver. La plaie ne présente rien de particulier; on prescrit un bain et quelques aliments.

Le 19 avril, même état; lavement.

Le 20, les évacuations alvines sont difficiles et un peu douloureuses (2 verres d'eau de Sedlitz).

Le 21, quelques douleurs à l'anus.

Le 22, douleurs très-vives; un peu d'érythème autour de la plaie; bain.

Le 23, le malade souffre moins et commence à se lever; les premiers jours se passent sans accidents et même sans fièvre.

Les jours suivants, le malade reste levé toute la journée; il n'éprouve plus de douleurs qu'au moment de la défécation, et lorsqu'il rend des matières solides. Aussi, pour éviter ces souffrances, demande-t-il lui-même alternativement de l'eau de Sedlitz, des lavements et des bains.

Enfin, il sort le 5 mai, non encore complétement guéri, mais se trouvant très-bien.

Depuis sa sortie, ce malade est revenu nous voir une fois. Il est très-content, car les douleurs sont rares et légères, et ne se font sentir qu'après une défécation difficile.

L'observation qui précède offre un type bien net et bien tranché du développement rapide d'une affection hémorrhoïdaire qui avait été longtemps exempte d'inconvénients graves. En effet, si le malade fait remonter à près de vingt années le début de sa maladie, il nous apprend aussi que c'est dans les dix-huit derniers mois qui ont précédé son entrée à l'hôpital que, les hémorrhagies se rapprochant et devenant de plus en plus abondantes, s'accompagnant de la production d'un bourrelet volumineux et de chute du fondement, il a été amené à un état de débilité profonde et à l'impossibilité de travailler pour vivre. Or il est à remarquer que cet homme, quoique à peine âgé de vingt-huit ans, est déjà père de quatre enfants, dont son travail est le seul moyen d'existence.

Ainsi, voilà un homme qui est jeune, courageux, intelligent, et qui, dans l'espace de moins de deux années, se trouve réduit à une incapacité absolue de travail, en outre sa vie même est menacée dans un avenir peut-être prochain.

C'est dans les cas de ce genre, c'est-à-dire dans ceux qui sont les plus graves, que le succès de l'écrasement linéaire apparaît dans toute son évidence; car ce malade n'était pas opéré depuis huit jours que déjà il se levait dans la salle, et y rendait quelques services dans la mesure que lui permettait le retour commençant de ses forces.

A cet égard, nous ferons remarquer qu'on se ferait une idée très-fausse de la rapidité de la convalescence et de la guérison, si l'on s'en rapportait, sans explication aucune, à la durée du séjour des malades dans nos salles après l'opération. Nous avons l'habitude de garder à l'hôpital le plus longtemps possible les malades opérés par écrasement linéaire. En agissant ainsi, nous avons un triple but. Nous nous proposons : 1° de contrôler pendant tout le temps nécessaire le résultat définitif de l'opération ; 2° de surveiller la manière dont se rétablit l'exercice de la défécation ; 3° de remédier à l'anémie profonde dans laquelle sont plongés la plupart des sujets que nous opérons pour des bourrelets hémorrhoïdaux, et il faut savoir que chez quelques-uns la reconstitution du fluide sanguin ne s'opère qu'avec lenteur et difficulté.

Si les motifs que nous venons d'indiquer n'existaient pas, ce n'est pas au bout de quinze, vingt et soixante jours que les malades quitteraient l'hôpital. La plupart seraient en état de regagner leur domicile au bout de quelques jours seulement, témoin le malade de M. Rodenberg, tant les accidents locaux qui succèdent à l'écrasement sont simples et inoffensifs.

La plupart du temps, la plaie n'exige point de pansement et ne réclame que quelques soins de propreté.

Observation XIII. — *Tumeur hémorrhoïdale annulaire énorme. — Anémie et prostration profondes. — Opération par écrasement linéaire. — Guérison.* (Observation recueillie par M. Charnal.)

M. l'abbé Vencenti, vicaire à Passy, trente-huit ans, entre le 6 mars 1855 à l'hôpital Lariboisière, salle Saint-Augustin, n° 18.

Ce n'est qu'en 1843 que ce malade s'aperçut qu'il avait des hémorrhoïdes, bien que, chaque année, au mois de septembre, et cela depuis son enfance, il perdît par le rectum une quantité assez considérable de sang.

De 1843 à 1845, les tumeurs hémorrhoïdales ne prirent pas de développement et ne donnèrent lieu qu'à l'hémorrhagie annuelle; mais pendant l'année 1845, les tumeurs augmentèrent beaucoup et devinrent douloureuses; les hémorrhagies furent beaucoup plus fréquentes et se renouvelèrent même plusieurs jours de suite.

Pendant près de dix ans, de 1845 à 1855, les choses restèrent dans le même état, c'est-à-dire, tumeurs hémorrhoïdales toujours volumineuses et très-douloureuses, hémorrhagies toujours fréquentes.

Le 7 février 1855, après une perte de sang assez abondante, le malade fut pris de syncope et forcé par la faiblesse et des pertes de sang presque continuelles, à prendre le lit, qu'il garda pendant un mois.

Cet état de souffrance si prolongé a profondément altéré la constitution et le moral du malade. Autrefois d'un caractère vif et gai, il est devenu sombre et taciturne, indifférent à tout et souvent assiégé par des idées de suicide. En même temps, la santé générale s'est affaiblie; les fonctions digestives sont souvent troublées; il existe une constipation opiniâtre et de plus une anémie profonde. A l'examen, on trouve un énorme bourrelet hémorrhoïdal circulaire, formé par une douzaine de tumeurs dont les unes centrales sont recouvertes par la muqueuse rectale, et les autres périphériques présentent une enveloppe cutanée. L'ensemble de ces tumeurs représente à peu près le volume d'un gros œuf.

Les six premiers jours que le malade passe à l'hôpital sont employés à combattre la constipation, à le préparer à l'opération que l'on se décide à pratiquer le 12 mars.

Le malade est endormi au chloroforme. L'érigne multiple est introduite fermée dans le rectum, puis ramenée ouverte au dehors de l'anus de façon à bien faire saillir à l'extérieur toutes les tumeurs hémorrhoïdales. Une forte ligature est placée vers le point d'implantation des tumeurs et au delà des crochets de l'érigne, de manière à former un pédicule que l'on embrasse alors avec la chaîne de l'écraseur dont l'anse est ensuite amenée à bonne constriction; puis on fait marcher l'instrument d'un cran à chaque quart de minute.

Dès le commencement de l'opération, il s'écoule une certaine quantité de sang, mais ce sang ne provient pas du lieu de la section; il est fourni par les tumeurs hémorrhoïdales, et se fait jour à l'extérieur par les piqûres que l'érigne a produites. En douze minutes et demie, les tumeurs sont complétement enlevées; la plaie a donné à peine quelques gouttes de sang.

Le pansement est fait avec quelques rondelles d'agaric maintenues par un bandage en T.

L'opération a été pratiquée en présence d'un grand nombre de confrères français et étrangers. Parmi eux, nous citerons M. le docteur Follin, chirurgien des hôpitaux et professeur agrégé à l'École de médecine et M. le docteur Houel, conservateur du musée Dupuytren et membre de la Société de chirurgie.

Pendant toute la journée qui suit l'opération, le malade se plaint de douleurs très-vives et est en proie à une grande agitation.

Le 12 mars au soir, mêmes douleurs, fièvre peu intense; pouls à 84; pas de selles; émission facile des urines.

Le 13 mars, distension de l'abdomen par des gaz qui ne peuvent sortir; douleurs toujours vives; pas de selles depuis l'opération; émission facile des urines; pouls à 96; peau assez chaude; pas de frissons. Le pansement est enlevé; l'anus semble oblitéré par l'adhésion des côtés opposés de la plaie. Le doigt détruit avec précaution les adhérences et rétablit l'orifice anal.

Dans la journée, le malade rend par l'anus une grande quantité de gaz; leur émission est très-douloureuse; mais le soir le ventre est moins tendu.

Le 14 mars, mieux; plaie en très-bon état; cessation des douleurs; on remarque qu'il existe encore une petite tumeur hémorrhoïdale qui n'ayant pas été comprise dans la ligature, n'a pu être enlevée avec les autres. Eau de Sedlitz. Dans la journée, évacuations abondantes, mais douloureuses.

Le 15 mars, le malade n'ayant pas uriné depuis la veille, on pratique le cathétérisme qui donne issue à un litre et demi environ de liquide.

Les jours suivants on a encore recours au cathétérisme et l'on administre alternativement au malade des purgatifs, des lavements et quelques bains, dans le but surtout de combattre l'état d'embarras gastrique qui existait avant l'opération, et qui a persisté depuis.

Le 27 mars, le malade urine sans sonde.

Le 9 avril, on enlève la petite tumeur qui avait échappé à l'action de l'appareil à écrasement. Cette petite opération se fait rapidement et sans occasionner de douleurs bien vives.

Les jours suivants l'état général est devenu satisfaisant; le malade se lève; retour de l'appétit et rétablissement de toutes les fonctions; l'anus est de temps à autre le siége d'une constriction, que l'on constate par le toucher et que l'on combat par les mèches de charpie; la gaieté est revenue avec les forces.

Le 4 mai, état général et local excellent; le malade marche toute la journée sans fatigue ni douleurs; la constriction anale diminue tous les jours.

Malgré la persistance assez prolongée de quelques douleurs à la région anale, le fait que nous venons de rapporter est, par suite du développement énorme de la tumeur hémorrhoïdale et de l'état de prostration profonde auquel avait été réduit le malade avant l'opération, l'un de nos plus beaux exemples de succès après amputation d'une tumeur hémorrhoïdale complétement annulaire.

Nous avons eu chez ce malade l'occasion de faire remarquer d'une manière très-nette que, quand il s'écoule du sang pendant l'ablation de ces tumeurs, le liquide provient non point de la section elle-même, mais des piqûres que les branches de l'érigne produisent sur la portion de tumeur qui doit être enlevée.

Nous avons eu d'autre part, chez ce sujet, occasion de constater combien les opérations secondaires offraient de bénignité, puisque l'ablation d'une portion qui avait été laissée de côté dans la première opération n'a pas donné lieu au plus léger accident.

Il faut enfin remarquer que l'existence du malade avait été mise en péril par les conséquences excessivement graves de la tumeur hémorrhoïdale qu'il portait, et alors même que les choses n'en fussent pas arrivées au point que mort s'ensuivît, il est bien évident que tout exercice d'une profession quelconque était définitivement entravé chez ce malade. C'est donc là un exemple qui vient confirmer ce que nous avons dit de la manière dont la carrière de certains individus se trouve brisée par le fait de l'affection hémorrhoïdaire arrivée à un certain degré d'intensité.

Observation XIV. — *Tumeur hémorrhoïdale circulaire chez une nourrice. — Ablation par écrasement linéaire. — Guérison.*

Madame Béraud, trente et un ans, demeurant boulevart de Bercy, n° 36, est atteinte d'une affection hémorrhoïdaire qui remonte à environ six ans. A cette époque, cette femme accoucha heureusement d'un premier enfant; mais à la suite de sa couche, elle s'aperçut de la présence dans la région anale d'une petite tumeur qui donnait lieu par intervalles à un léger suintement sanguin. De temps en temps une tumeur plus volumineuse sortait principalement dans les efforts de défécation, mais elle se réduisait d'elle-même et presque aussitôt après sa sortie.

Cet état de choses se maintint pendant six années, sans que madame Béraud en éprouvât d'autre incommodité qu'un peu de gêne dans la marche, ou quelques douleurs au moment des garderobes; mais il y a trois mois, un second accouchement eut lieu qui se fit heureusement comme le premier, mais qui, au bout de quinze jours, fut suivi de pertes de sang très-considérables par l'anus et de douleurs assez vives se manifestant principalement quant la malade allait à la selle.

Il y a quatre jours, un bourrelet hémorrhoïdal volumineux vint faire saillie à l'anus, et son apparition fut signalée par une hémorrhagie dont l'abondance est évaluée par la malade à un verre de sang environ.

Le médecin ordinaire de la malade, M. le docteur Morison, fut appelé et prescrivit une application de sangsues et quelques grands bains. De plus, il cautérisa avec le crayon de nitrate d'argent une des tumeurs hémorrhoïdales qui présentait à la surface une excoriation. Cette cautérisation fut suivie de douleurs extrêmement aiguës, et la malade, qui allaite son second enfant, craignant d'être entravée dans ses fonctions de nourrice, soit par la reproduction des hémorrhagies, soit par la continuation des souffrances, se décida à se faire opérer.

Appelé auprès de cette malade le 20 mai 1855, je la trouvai dans l'état suivant :

Constitution débile, teint blafard, amaigrissement profond. Cependant, ainsi que nous l'avons dit, la malade est nourrice, et son enfant, qui a trois mois, est en assez bon état : elle était bien réglée avant sa couche.

A l'examen, nous trouvons au niveau de la région anale un bourrelet circulaire volumineux auquel sont comme appendues deux tumeurs hémorrhoïdales placées sur deux points opposés du pourtour de l'anus, l'une ayant le volume d'une noisette, l'autre celui d'une petite noix. Les autres points de la circonférence de l'anus sont le siége d'une congestion considérable, ce que l'on reconnaît à l'existence de dilatations variqueuses qui font sur la muqueuse rectale prolapsée une saillie très-prononcée.

Le 21 mai, on procède à l'opération en présence du docteur Morison. La malade ayant été amenée au moyen du chloroforme à l'état de tolérance anesthésique, est placée sur son lit, comme pour l'opération de la fistule à l'anus, la cuisse gauche fortement fléchie, la jambe droite dans l'extension. Une érigne à crochets divergents est introduite fermée dans l'anus, et lorsqu'on juge qu'elle a pénétré à une hauteur convenable, on la tire à soi, après avoir reporté en arrière la gaîne qui s'opposait à l'épanouissement des crochets. La masse entière du bourrelet hémorrhoïdal se trouve ainsi saisie par l'instrument. On place alors derrière le bourrelet une ligature qui sert à former le pédicule de la tumeur.

Le manche de l'érigne divergente et les deux chefs de la ligature ayant été confiés à un aide, la chaîne de l'écraseur est appliquée sur le pédicule et les crémaillères sont mises en jeu; on avance d'un cran par quart de minute, d'après les principes formulés dans une autre partie de ce travail, et au bout de quatorze minutes la tumeur est détachée.

On panse avec des rondelles d'amadou superposées, et sur lesquelles on applique des compresses, le tout maintenu par un bandage de corps; on prescrit une potion calmante pour la nuit et des pilules de ratanhia.

Immédiatement après l'opération, la malade éprouve des douleurs assez vives dans la région anale, douleurs qui provoquent des efforts répétés, comme pour aller à la garderobe; en même temps, la malade, qui est hystérique, est en proie à une grande agitation nerveuse qui se calme néanmoins avant notre départ. Cet état spasmodique du sphincter et les efforts auxquels il a donné lieu ont duré environ un quart d'heure. Il importe d'ajouter que la plaie de l'opération était nette, linéaire, d'une régularité parfaite et n'a pas donné une goutte de sang. Les quelques gouttes de ce liquide qui ont taché l'alèze provenaient des piqûres faites par les crochets de l'érigne divergente.

Le 22 mai, pas d'hémorrhagie, aucun accident, une selle dans la journée, c'est-à-dire vingt-quatre heures après l'opération.

Les jours suivants, le mieux continue; la malade, qui est nourrice, n'a pas cessé de donner à teter à son nourrison, lequel n'a paru éprouver aucune influence de l'emploi que nous avions fait du chloroforme avant l'opération.

En moins de huit jours, la plaie était cicatrisée, et madame Béraud, qui était arrivée à un état de cachexie et de découragement extrêmes, a repris sa gaieté, ses forces et une partie de son embonpoint.

Il y a deux circonstances importantes à mentionner dans l'observation que nous venons de rapporter. La première est relative aux conditions où se trouvait notre opérée qui allaitait son enfant âgé de trois mois. Or il est à remarquer que les suites de l'opération ont été tellement simples que, dès le lendemain, la malade a pu offrir le sein à son nourrisson, et qu'à dater de ce moment, l'allaitement n'a plus subi aucune interruption. De plus, le chloroforme absorbé par la mère avant l'opération n'a paru exercer aucune influence sur l'enfant, qui n'a point dormi plus que d'ordinaire après avoir teté dans la journée qui a suivi l'opération.

Nous avons déjà eu occasion de signaler bien des fois la seconde circonstance qui nous a frappé dans ce cas intéressant, nous voulons parler de la rapidité avec laquelle la malade, délivrée par l'opération d'une infirmité qui avait profondément altéré la constitution et affaibli le moral, a repris son courage, sa gaieté, ses forces, son embonpoint et son appétit.

L'observation suivante, que nous devons à M. Charnal, interne à l'hôpital Lariboissière, nous a paru trop intéressante sous divers points de vue pour ne pas la consigner ici tout entière. La malade avait été soignée d'abord par notre honorable confrère, M. le docteur Ozouf, qui lui donna le conseil d'entrer dans notre service.

Indépendamment des circonstances que nous aurons à relever à la fin de l'observation, nous devons noter un fait que nous n'avons point retrouvé dans la plupart de nos observations sur les tumeurs hémorrhoïdales, nous voulons parler d'un suintement blanc très-distinct du flux hémorrhoïdal proprement dit, et qui semble annoncer que la fréquente répétition d'un mouvement fluxionnaire vers l'extrémité inférieure du rectum, et l'irritation de voisinage due aux tumeurs hémorrhoïdales, avait amené chez cette malade une inflammation catarrhale, purulente peut-être, de la muqueuse rectale. Cette circonstance, jointe à la contractilité douloureuse du sphincter, aussi bien qu'à l'état inflammatoire aigu qui s'était emparé de toute la région anale, peut rendre compte des douleurs vives et beaucoup plus longues que d'habitude qui succédèrent à l'opération.

Observation XV. — *Tumeur hémorrhoïdale annulaire dont l'origine remonte à six années. — Hémorrhagies abondantes et répétées. — Influence sur l'état moral. — Phlegmasies violentes avec imminence de sphacèle. — Amputation d'un énorme bourrelet hémorrhoïdal. — Guérison au bout de quinze jours.* (Observation recueillie par M. Charnal, interne à l'hôpital Lariboisière.)

Madame Priquet, âgée de trente-trois ans, couturière, demeurant à Paris, rue de Chabrol, n. 16, entre, le 18 mai 1855, à l'hôpital Lariboisière, salle Sainte-Marthe, lit n. 34, pour se faire opérer de tumeurs hémorroïdales.

Antécédents. — Il y a six ans, cette malade fut prise subitement d'une hémorrhagie abondante par l'anus. Jusqu'à cette époque, elle n'avait jamais éprouvé la moindre douleur, le moindre symptôme de congestion vers cet organe. Sa santé générale était très-bonne, seulement elle se plaignait déjà d'être sujette à des constipations souvent très-opiniâtres. Deux ans plus tard environ, elle ressentit un prurit violent à la région anale, prurit suivi bientôt d'une seconde hémorrhagie. Cette hémorrhagie, moins abondante que la première, donna lieu, pendant les trois jours qui suivirent, à des phénomènes assez graves, tels que : malaise général, fièvre, sentiment de chaleur et de pesanteur vers le rectum, efforts de défécation presque continuels, nouvelles pertes de sang à la suite de ces efforts. Peu à peu les symptômes de congestion disparurent, mais les hémorrhagies persistèrent. Les tumeurs hémorrhoïdales se développèrent insensiblement, se congestionnant sous l'influence des efforts de la défécation ou d'un travail pénible, puis disparaissant après un flux plus ou moins abondant. Les choses restèrent dans cet état pendant quelque temps; mais bientôt la malade remarqua qu'aux pertes de sang se joignait l'écoulement d'un liquide blanc, opaque, un peu visqueux, et que ces pertes blanches augmentaient surtout à la suite d'une fatigue. L'abondance de ces pertes blanches et des hémorrhagies, la fréquence des congestions rectales forçaient la malade à prendre le lit à chaque instant.

État général. — Malgré l'intensité des phénomènes locaux, l'état général était toujours très-bon; l'appétit notablement augmenté, les digestions très-faciles; seulement, la constipation était des plus opiniâtres, aussi la malade était-elle constamment obligée d'avoir recours aux lavements et à quelques purgatifs doux pour combattre cet état.

Pendant ces six années, et malgré des hémorrhagies rectales presque quotidiennes, la menstruation ne subit aucune modification, les règles étaient aussi abondantes que de coutume et revenaient avec la plus grande régularité.

L'état moral était loin d'être aussi satisfaisant. La malade était triste, inquiète de son état, incapable de se livrer à aucun travail.

Le 14 mai, pendant un effort de défécation, les tumeurs hémorrhoïdales se congestionnant comme d'habitude, donnèrent une assez grande quantité de sang, mais ne subirent aucune diminution de volume et ne purent rentrer, malgré les tentatives faites d'abord par la malade elle-même et ensuite par un médecin. Bientôt survinrent des douleurs très-vives vers le rectum et les lombes, un sentiment de pesanteur et de constriction des plus pénibles vers l'anus. L'appétit disparut, la malade fut prise de fièvre et d'insomnie. Le médecin ne pouvant obtenir par le taxis la réduction des tumeurs, fit appliquer des sangsues et de la glace, mais cela sans résultat. On avait donc affaire à un véritable étranglement, et comme les tumeurs commençaient à se sphaceler au quatrième jour de l'étranglement, il y avait urgence à opérer.

La malade se présente le 18 mai à l'hôpital Lariboisière et est admise immédiatement dans le service de M. Chassaignac.

A l'examen, on trouve un bourrelet hémorrhoïdal complet formé par la réunion de plusieurs tumeurs fortement pressées les unes contre les autres. De ces tumeurs, les unes sont périphériques, d'un blanc violacé; les autres sont centrales, beaucoup plus foncées en couleur, et présentent dans quelques points des taches d'un gris noirâtre. Quelques unes de ces taches adhèrent à la tumeur par tous leurs points; d'autres, au contraire, se détachent par leurs bords et laissent voir au-dessous une plaie saignante. La moindre pression cause les plus vives douleurs. L'état général est le même que les jours précédents; mais l'état local est tellement grave, que l'on se décide à l'opération pour le lendemain. On donne à la malade dès son entrée 2 grammes d'alcoolature d'aconit.

Opération. — Le 19 mai, la malade est endormie, et l'on procède à l'opération par écrasement linéaire. L'énorme bourrelet est enlevé en quatorze minutes sans hémorrhagie. Le pansement est fait avec l'agaric, et la malade est reportée à son lit.

Suites (19 mai, soir). — Dans la journée les douleurs ont été très-vives, la malade n'a cessé de s'agiter. Le soir elle est plus calme; peu de fièvre; pouls à quatre-vingts, douleurs un peu moins fortes; pas de selles, émission des urines facile.

Le 20 mai, nuit assez bonne, presque pas de fièvre, l'émission des urines toujours facile, pas de selles encore. Le pansement est enlevé, la plaie a un très-bon aspect; seulement, l'anus semble un peu rétréci par des adhérences que l'on détruit en introduisant le doigt dans cet orifice. Cette manœuvre est extrêmement douloureuse.

Le 20 mai, soir. Dans la journée, persistance des douleurs, agitation extrême, découragement de la malade, pas encore de selles.

Le 21 mai. Nuit plus calme que la journée, douleurs moins vives, constipation. Eau de Sedlitz jusqu'à évacuation (la malade en prend quatre verres).

Le 21 mai, soir. Selles très-abondantes, douleurs très-vives pendant la défécation, douleurs que la malade compare à celles d'une brûlure.

Le 22 mai. Les évacuations continuent pendant la nuit, les douleurs persistent; sentiment de pesanteur et de prurit vers le rectum. La plaie ne présente rien de particulier. Bain.

Le 23 mai. Les douleurs sont moins vives; l'état général s'améliore, l'appétit revient, la malade se plaint seulement d'un resserrement de l'anus, resserrement que l'on constate en effet par le toucher.

Le 24 mai. Même état, même constriction du sphincter. Par le toucher on constate une accumulation considérable de matières fécales dans l'ampoule rectale (16 gram. d'huile de ricin).

Le 25 mai. Evacuations abondantes et douloureuses la veille, d'ailleurs même état. Introduction d'une mèche de charpie pour dilater le sphincter; douleurs très-vives pendant cette opération.

Le 26 mai. Même état, un bain, mèche de charpie.

Le 27 mai. 16 grammes d'huile de ricin. Selles abondantes, douleurs moins fortes que les jours précédents.

Le 29 mai. Mèche de charpie, un bain.

Le 30. L'introduction de la mèche devient moins douloureuse; la malade reprend tous les jours de la gaieté.

On persiste pendant quelques jours encore à introduire des mèches, mais cela presque sans douleur pour la malade.

Enfin, le 7 juin, bien que la plaie ne soit pas encore complétement cicatrisée, la malade demande avec instance sa sortie. Depuis quelques jours elle ne souffre plus et se regarde comme étant complétement guérie.

Le 12 juin, la malade est revenue nous voir à la consultation; elle se trouve très-bien; seulement, dans la journée du 10 juin, elle a ressenti encore de la gêne, de la pesanteur dans le rectum, mais cet état avait complétement disparu le lendemain.

Chez la malade qui fait le sujet de cette observation, les accidents hémorrhoïdaires remontaient déjà à près de six années. Le temps ne faisait qu'aggraver la maladie; car les intermittences qui avaient lieu dans le début devenaient de plus en plus courtes, et la malade, obligée de s'aliter fréquemment, débilitée et abattue par des pertes de sang presque quotidiennes, commençait à s'affecter profondément. Mais ce qui mit le comble à cet état devenu très-difficilement supportable, ce fut l'inflammation suraiguë et accompagnée de douleurs atroces et de sphacèle commençant qui s'était emparée depuis quatre jours des tumeurs hémorrhoïdales. En vain des tentatives de réduction, dirigées avec beaucoup de prudence et de ménagement par le docteur Ozouf, avaient été faites à plusieurs reprises; en vain avait-on appliqué les sangsues, puis la glace; la tumeur hémorrhoïdale, devenue énorme, ne subissait aucun amendement, lorsque l'écrasement linéaire vint mettre un terme aux souffrances de la malade.

Tout en signalant le bienfait de l'opération comme cause de la cessation des accidents, nous ne devons pas omettre de faire remarquer que dans le cours de la première et de la deuxième journée qui succédèrent à l'opération, la malade a éprouvé des douleurs encore assez vives. Cette persistance des douleurs après l'emploi de l'écrasement linéaire, qui est habituellement suivi d'un soulagement très-prompt, et nous pouvons même dire d'un soulagement immédiat, quand on a recours à la dilatation préalable du sphincter, cette persistance, disons-nous, tout exceptionnelle qu'elle soit, s'explique parfaitement par les circonstances dans lesquelles se trouvait la malade au moment de l'opération. En effet, une violente inflammation, allant jusqu'à produire la gangrène, s'était emparée de toute la région anale, et il n'est au pouvoir d'aucune opération, quelque satisfaisante qu'elle soit d'ailleurs, de faire tomber sur-le-champ un état inflammatoire aussi fortement établi dans les tissus vivants.

Il est du reste bien digne de remarque, et c'est une chose qui ne s'observe jamais après la cautérisation par le fer rouge, qu'il n'y ait pas eu la plus légère difficulté dans l'émission des urines.

L'observation suivante se recommande à l'attention du praticien par certaines circonstances ayant un caractère tout à fait exceptionnel, eu égard à la plupart des autres faits rapportés dans ce travail. Nous avons à faire ressortir les particularités dont il s'agit, mais ce ne sera qu'après avoir mis l'observation sous les yeux du lecteur.

Observation XVI. — *Tumeur hémorrhoïdale annulaire.— Hémorrhagies abondantes depuis deux ans. — Anémie profonde. — Ablation de la tumeur par écrasement linéaire. — Guérison.* (Observation recueillie par M. Alfred Fournier, interne des hôpitaux.)

Boissard François, âgé de quarante-huit ans, menuisier, entre à l'hôpital Lariboisière le 9 avril 1855.

C'est un homme de petite taille, d'une pâleur livide et d'une extrême faiblesse, qui contrastent avec un certain embonpoint, la largeur des épaules et le développement du système musculaire des membres. Il raconte qu'il a joui jusque dans ces derniers temps d'une constitution très-robuste et d'une santé parfaite; son teint était coloré; il exerçait sans peine une profession dure et pénible, qui l'obligeait à se tenir sans cesse debout.

Il y a deux ans, il fut pris un jour, en allant à la selle, d'une perte sanguine abondante, dont il fut d'autant plus effrayé, qu'il n'avait jamais auparavant perdu de sang par l'anus. Cette hémorrhagie, au dire du malade, survint sans aucun indice précurseur, au milieu de la plus parfaite santé, sans même avoir été annoncée par quelques douleurs intestinales, quelque chaleur vers le rectum, etc.; elle fut accompagnée, dans les quinze jours qui suivirent, par d'autres écoulements sanguins moins abondants; à chaque selle, le malade perdit, dans cette quinzaine, la valeur d'un demi-verre de sang.

Ces hémorrhagies, survenues coup sur coup, l'affaiblirent un peu; mais doué d'une très-bonne constitution, il ne se ressentit pas longtemps de cette faiblesse, et comme il n'éprouvait d'ailleurs aucune souffrance, il ne s'inquiéta pas davantage de cet accident. Il ne suivit donc aucun régime.

A dater de cette époque, chaque mois, à jour presque fixe, Boissard éprouvait des coliques assez vives, siégeant surtout vers la fosse iliaque gauche, avec pesanteur dans les lombes et chaleur vers l'anus ; ces symptômes se jugeaient bientôt par l'écoulement d'une certaine quantité de sang. Malgré ces pertes de sang renouvelées chaque mois, la santé était parfaite ; les forces se conservaient et permettaient au malade de continuer sa profession. Il paraît que chaque hémorrhagie mensuelle était suivie d'une augmentation très-notable de l'appétit.

Dans la dernière semaine de février, l'écoulement sanguin prit une intensité qu'il n'avait pas encore présentée. Depuis cette époque, jusqu'au 9 avril, jour de son entrée à l'hôpital, le malade n'a pas été un seul jour exempt d'hémorrhagie. Les pertes sanguines accompagnaient chaque selle, et elles étaient devenues d'autant plus fréquentes que, sous l'influence de la congestion rectale, les garderobes augmentaient toujours en nombre. La quantité de sang perdue était considérable et le malade l'évaluait par chaque selle à plus d'un grand verre ; quelquefois, dit-il, le sang coulait par jet, comme celui d'une saignée ; il était toujours pur et très-vermeil.

Dès les premiers jours de cette hémorrhagie, le malade se sentit prodigieusement affaibli ; ses couleurs se perdirent très-rapidement pour faire place à une pâleur toujours croissante ; l'appétit diminua beaucoup. Un tel état ne permit pas au malade de continuer sa profession. Il garda la chambre, et comme l'hémorrhagie continuait avec intensité, il se décida à entrer à l'hôpital, sur le conseil de M. le docteur Triboulet.

État actuel.— Le 10 avril, le malade accuse une extrême faiblesse ; ses jambes le supportent à peine, et il a fallu le soutenir pour l'amener de l'entrée de l'hopital jusqu'à son lit.

Aspect livide de la face. Teinte ictérique, s'étendant à tout le tégument externe. La sclérotique est d'un blanc mat très-remarquable, et cette coloration contribue encore à donner à la physionomie l'aspect d'une anémie des plus profondes. Ongles extrêmement pâles. Muqueuses décolorées ; la muqueuse conjonctivale est plutôt blanche que faiblement rosée.

Perte de l'appetit ; dégoût presque complet pour tous les aliments. Quelques douleurs de ventre. Peu de démangeaisons du côté de l'anus.

Respiration haute et fréquente. La parole est entrecoupée, semblable à celle d'un homme qui vient de courir ; le malade est forcé de reprendre haleine à chaque moment, et le moindre effort suffit pour l'essouffler.

A la suite des hémorrhagies qui ont eu lieu dans ces derniers jours, le malade a été pris plusieurs fois d'étourdissements, de vertiges ; néanmoins pas de défaillance complète. Pouls faible, très-fréquent.

La percussion et l'auscultation ne révèlent aucune lésion du côté des poumons. La respiration se fait bien, mais elle est un peu faible.

Bruits du cœur normaux ; le premier bruit est prolongé, mais non soufflant. Quelques palpitations dans ces derniers temps. Absence complète de souffle carotidien. Ce résultat d'auscultation a été noté avec le plus grand soin et à plusieurs reprises.

Le sang qui s'écoule par l'anus est très-aqueux et peu coloré ; il fait sur le linge une *simple tache rosée* dont les bords sont presque incolores.

L'examen extérieur ne fait reconnaître la présence d'aucune tumeur à l'anus ; mais le toucher rectal apprend l'existence, à l'intérieur du rectum et immédiatement au-dessus du sphincter externe, de tumeurs mollasses, peu saillantes, multilobées, constituées évidemment par des hémorrhoïdes.

Traitement.—Ferrugineux ; vin de quinquina ; pilules de ratanhia ; deux portions.

L'état du malade ne change pas dans les premiers jours ; seulement les pertes sanguines deviennent peut-être un peu moindres. M. Chassaignac, décidé à enlever les tumeurs, soumet le malade à l'alcoolature d'aconit, comme il a coutume de le faire avant toutes les opérations.

Le 19 avril, on procède à l'opération. Le malade étant endormi à l'aide du chloroforme, une érigne à branches divergentes est introduite dans le rectum, puis à ce moment les branches s'écartent et s'implantent dans la muqueuse rectale ; une faible traction exercée sur l'érigne amène au dehors les tumeurs hémorrhoïdales. La chaîne de l'écraseur linéaire est alors placée sur les parties ainsi entraînées au dehors de l'anus, et pédiculisées à l'aide d'une forte ligature. L'écrasement du pédicule commence ; il est achevé en onze minutes. L'opération ne donne lieu qu'à l'issue de quelques gouttes de sang provenant de la compression des tumeurs ; mais *pas une goutte de sang ne s'écoule de la plaie.*

Application d'amadou sur l'anus ; bandage en T.

Dans la journée, pas de douleurs, pas le moindre accident nerveux, pas de fièvre ; mixtion facile, sans douleur. Le malade dit avoir rendu des gaz par l'anus à plusieurs reprises depuis le moment de l'opération.

Le 20 avril, bon sommeil cette nuit ; calme ce matin. Pas de douleur, pas de fièvre.

Le 21, bon état. Le malade a eu dans la soirée une selle qui n'a pas été très-douloureuse. La plaie est rosée, de bon aspect. Pansement au cérat. Même traitement interne.

Le malade continue à bien se trouver les jours suivants. Le 22, on place sans difficulté une mèche dans le rectum ; même pansement chaque matin. Le 25, quelques douleurs abdominales ; pas de selles depuis trois jours. Eau de Sedlitz. Le 26, l'eau de Sedliz n'a produit aucun effet. Douche rectale. Une seconde bouteille d'eau de Sedlitz amène des selles très-nombreuses.

Vers la fin d'avril, le malade se sent plus fort. L'appétit augmente chaque jour ; mais la pâleur persiste. Déjà cependant le malade se lève et se promène dans la salle.

On ajoute au traitement les bains sulfureux et les frictions alcooliques sur le corps.

L'amélioration continue d'une façon très-marquée dans la première quinzaine de mai. Le passage des matières sur la petite plaie est devenu très-supportable ; tendance continuelle à la constipation, résistant aux lavements et à l'huile de ricin. Le 17 mai, malgré plusieurs purgatifs, le malade n'a pas eu de selles depuis plusieurs jours, et il se plaint de vives douleurs vers le sacrum et le petit bassin ; le toucher rectal fait alors constater la présence à l'intérieur de l'intestin d'une grande quantité de matières très-dures, formant une sorte de bloc résistant. Plusieurs douches sont insuffisantes pour délayer ces matières et en amener l'issue ; l'on est forcé de les extraire avec la curette et le doigt. Grand soulagement à la suite.

A cette même époque, l'état du malade est notablement modifié. Retour progressif des forces ; les muqueuses ont repris un peu de leur coloration normale ; la face est toujours pâle, mais elle n'a plus l'aspect livide que nous avons signalé.

Ces changements deviennent bien plus marqués dans la seconde quinzaine de mai et les premiers jours de juin. Se trouvant parfaitement guéri, Boissard quitte l'hôpital, le 10 juin, dans l'état suivant :

Face toujours un peu pâle, mais sans coloration ictérique ; œil vif. Les muqueuses labiale et conjonctivale ont repris leur teinte normale.

Les forces sont assez revenues pour permettre de longues promenades dans les cours de l'hôpital pendant toute la durée du jour.

Appétit excellent ; digestions faciles ; selles régulières depuis quelques jours ; pas la moindre douleur au passage des matières.

Respiration facile ; pas d'essoufflement, même en montant les escaliers. La parole n'a plus ce caractère saccadé qu'elle présentait dans les premiers temps.

Bruits du cœur normaux ; aucun bruit anormal dans les vaisseaux du cou. Les palpitations ont complétement cessé.

Depuis l'opération, pas une goutte de sang n'a été rendue avec les selles, ni dans leur intervalle.

Le doigt indicateur, porté dans le rectum avec précaution, ne sent plus qu'une surface lisse sans bosselures ; cette exploration ne produit aucune douleur.

Il est important d'ajouter que le doigt pénètre facilement dans le rectum, et qu'il n'éprouve en franchissant le sphincter que le degré de constriction normale.

La muqueuse intestinale, près de l'anus, est encore d'un rose assez vif, bien que le travail de cicatrisation paraisse terminé.

Quoique nous ayons opéré un grand nombre de tumeurs hémorrhoïdales circulaires chez des sujets qui avaient été amenés à un état d'épuisement extrême, il n'en est aucune peut-être qui ait offert les signes de l'anémie à un degré plus prononcé et plus caractéristique que l'individu qui fait le sujet de l'observation ci-dessus.

Il s'agit ici d'un cas d'anémie pure, aussi prononcée qu'on puisse l'imaginer quand on envisage cet état en dehors de toute complication. Pas d'autres symptômes que la débilité générale et la décoloration des tissus. Absence absolue du bruit de souffle carotidien qui a été retrouvé chez presque tous nos malades, et qui, dans le cas particulier, d'après les explorations très-attentives de M. Fournier et de plusieurs médecins distingués qui ont assisté à nos visites du matin, n'a existé à aucune époque de la maladie. Point de phénomènes névralgiques; aucun trouble fonctionnel appréciable, hormis la faiblesse musculaire et l'essoufflement.

Ce fait est rendu plus remarquable encore au point de vue chirurgical, en ce sens qu'il n'existait aucun bourrelet extérieur et que les dilatations hémorrhoïdaires étaient complétement internes. Aucune tumeur, par conséquent, ne faisait saillie à l'anus. Il s'agissait donc d'un de ces cas où les moyens thérapeutiques n'ont pas pour objet principal de détruire une tumeur plus ou moins proéminente, mais où l'on combat presque exclusivement la cause des hémorrhagies.

Pour tout praticien qui a vu ce malade, il n'est pas douteux que le terme de son existence ne fût très-prochain, et l'on ne peut pas dire que grâce au repos, à la bonne alimentation, etc., la tendance hémorrhagique se serait arrêtée, puisqu'il suffisait que le malade allât à la garderobe pour subir de nouvelles pertes de sang, de telle sorte que la reconstitution du liquide sanguin était à peu près impossible.

L'absence de toute saillie extérieure nous a obligé à faire reposer le diagnostic local sur les seules sensations fournies par le toucher, et pour donner dans des cas analogues des jalons propres à guider le praticien, nous rappellerons ici le texte même de l'observation en ce qui concerne le résultat de l'exploration rectale. « Le toucher rectal fait reconnaître im-
« médiatement au-dessus du sphincter externe des tumeurs
« mollasses, peu saillantes, multilobées, constituées évidem-
« ment par des hémorrhoïdes. » C'est donc à pareil signe que

dans des cas analogues le praticien reconnaîtrait les conditions anatomiques de la maladie et en déduirait le traitement à suivre.

Cette circonstance très-importante d'hémorrhoïdes amenant l'épuisement rapide des malades, sans manifester leur existence par la plus légère saillie variqueuse externe, par la moindre procidence de la muqueuse anale, montre toute l'utilité pratique de l'érigne à branches divergentes qui ramena au dehors, et sans aucune difficulté, tout ce qu'il était nécessaire d'enlever par l'opération. D'un autre côté, on ne saurait trop méditer sur cet ordre de faits dans lequel l'action chirurgicale n'est en quelque sorte appelée par aucune modification dans la forme des parties, et se trouve cependant si bien légitimée par l'indication hémostatique.

Nous avons encore eu l'occasion de remarquer chez ce malade, aussi bien que chez plusieurs autres, combien il est difficile de refaire du sang, lorsque les causes de l'anémie ont agi longtemps et avec intensité. C'est en observant un seul sujet dans de pareilles conditions que l'on comprend bien le danger des illusions consistant à croire que le seul secours d'un traitement analeptique, du repos absolu, des astringents, peut suffire pour le rétablissement du malade. Quand on a été témoin des difficultés qu'on éprouve à reconstituer le liquide sanguin, même après la cessation absolue de toute nouvelle hémorrhagie (et il n'est pas d'hémostatique plus puissant en pareil cas que l'écrasement linéaire), on sent que de faibles pertes de sang renouvelées à l'occasion des selles ou autrement suffiraient pour neutraliser l'action des moyens dont nous venons de parler.

Toutes les fois qu'il nous arrive d'opérer quelqu'un de ces malades arrivés à un degré d'épuisement pareil à celui qui existait chez le sujet de l'observation précédente, ce n'est jamais sans appréhension que nous posons la question de l'anesthésie par le chloroforme.

Nous nous demandons toujours si, chez des sujets arrivés à de telles prédispositions syncopales, nous n'allons point avoir à déplorer quelque catastrophe du genre de celles qui sont aujourd'hui connues de tous les chirurgiens. Nous n'avons cependant refusé le bienfait de l'agent anesthésique à aucun de nos opérés, et nous n'avons pas eu à le regretter; mais aussi, que de précautions, de lenteurs et de ménagements n'avons-nous pas mis dans l'emploi de l'anesthésie!

Une dernière circonstance doit être relevée dans l'observation qui précède, c'est l'existence d'un énorme bloc fécal et très-dur qui, dix jours après l'opération, rendait complétement impuissante l'action des lavements et des purgatifs répétés. Nous avons déjà signalé l'inertie de l'intestin et la largeur considérable de l'ampoule rectale chez les sujets hémorrhoïdaires. Lorsqu'au milieu de pareilles conditions on vient, dans un but analeptique, à prescrire aux malades une alimentation exclusivement tonique et presque entièrement composée de substances animales, on peut donner lieu à la production d'un bloc fécal qui défie l'action des purgatifs et celle des lavements ordinaires. Dissocier cette masse compacte par le secours de la curette, faire pénétrer le liquide des douches intestinales au-dessus des matières à expulser, et cela à l'aide d'une très-longue canule élastique, tels sont les moyens qui nous ont le mieux réussi. Nous avons acquis la preuve que les douches, même les plus énergiques, si elles sont poussées à travers les canules de longueur ordinaire, restent impuissantes, et voici pour quel motif.

L'orifice de la canule vient heurter contre la substance de l'amas fécal sans le traverser de part en part ou sans le contourner, et l'impulsion la plus vive donnée au liquide n'amène aucun résultat.

Il faut donc recourir à des canules très-longues qui, contournant le bol fécal ou le perforant de part en part, conduisent le liquide au-dessus de lui, de manière à en provoquer l'expulsion.

L'observation suivante, qui nous a fourni de précieux enseignements sur un point du plus haut intérêt, à savoir, l'influence que la dilatation préalable du sphincter peut exercer sur les suites de l'opération, vient ajouter une nouvelle preuve d'une grande valeur, selon nous, en faveur de l'écrasement linéaire. Le malade nous avait été adressé par notre honorable confrère M. le docteur Ferniot.

Observation XVII. — *Bourrelet hémorrhoïdal circulaire énorme. — Hémorrhagies anales depuis seize années. — Accidents graves d'étranglement survenus il y a huit ans. — Guérison temporaire. — Réapparition de la maladie au bout de six mois. — Altération de la santé générale. — Ablation de la tumeur par écrasement linéaire. — Guérison au bout de quinze jours.* (Observation recueillie par M. Alfred Fournier, interne des hôpitaux.)

Lebrun Edmond, âgé de trente-trois ans, menuisier, entre le 24 mai 1855, à l'hôpital Lariboisière, salle Saint-Augustin, n° 24.

Cet homme a joui d'une bonne constitution pendant sa jeunesse ; il n'a pas eu d'autre maladie qu'une variole à vingt-deux ans.

Dès l'âge de dix ans, il a commencé à ressentir vers l'anus des picotements légers, intermittents. A dix-sept ans, il perdit du sang pour la première fois en allant à la selle ; la quantité de sang versé avec les matières était alors fort peu considérable, mais, à dater de cette époque, chaque garderobe s'accompagna d'un écoulement sanguin. Vers l'âge de vingt-deux ans, les hémorrhagies, au lieu d'être quotidiennes, ne se renouvelaient plus qu'à des intervalles variant entre quinze jours et un mois ; mais en revanche elles devinrent bien plus abondantes. A cette même époque, le malade s'aperçut de la présence à l'anus de petites tumeurs qui sortaient de l'intestin dans le moment des garderobes et rentraient ensuite spontanément. Ces petites tumeurs s'accrurent peu à peu ; vers l'âge de vingt-cinq ans elles constituaient déjà un bourrelet circulaire assez volumineux ; leur développement s'accompagnait d'hémorrhagies presque périodiques, revenant toutes les trois semaines et se prolongeant pendant quatre à cinq jours : l'écoulement sanguin se produisait surtout au moment des garderobes ; mais il se continuait aussi pendant leur intervalle. Ces hémorrhagies périodiques soulageaient beaucoup le malade, en faisant disparaître quelques symptômes douloureux, tels que pesanteur vers les lombes, chaleur et prurit à l'anus, etc.

Bientôt, le volume croissant de la tumeur ne lui permit plus de se réduire d'elle-même, à la suite des efforts de défécation ; le malade était forcé, après chaque selle, de faire rentrer le bourrelet à l'aide de pressions plus ou moins longues et douloureuses. A l'âge de vingt-cinq ans, il arriva qu'un jour, à la suite d'une garderobe, la réduction fut impossible ; le malade l'avait tentée vainement ; un médecin, appelé aussitôt, échoua également dans le taxis. La tumeur devint très-tendue, très-douloureuse ; les accidents d'*étranglement* paraissent avoir été très-intenses, car pendant quinze jours, le malade éprouva les souffrances les plus atroces ; il ne prit aucun sommeil pendant tout ce temps. Les tumeurs ne tardèrent pas à suppurer ; elles diminuèrent beaucoup de volume, et finirent par se détacher en lambeaux : ce fut le terme des accidents.

A la suite de cet étranglement, le malade se trouvait réellement guéri par les seuls efforts de la nature. Pendant six mois, en effet, il ne perdit pas une goutte de sang ; aucune tumeur ne paraissait à l'anus dans les garderobes ; mais cette guérison ne fut pas de longue durée ; car après six mois, les hémorrhagies se manifestèrent de nouveau.

Pendant cette période de six mois, où il n'y eut plus d'écoulement sanguin par le rectum, Lebrun fut sujet à de fréquentes épistaxis; il ne passait pas une semaine sans en éprouver au moins une. Il se rappelle positivement qu'avant l'âge de dix-sept ans, alors qu'il ne perdait pas encore de sang par l'anus, il était très-sujet aux hémorrhagies nasales, et que celles-ci disparurent dès que le flux hémorrhoïdal s'établit. Les épistaxis s'annoncèrent de nouveau après la suppression du flux qui suivit l'étranglement des tumeurs; elles disparurent complétement dès le moment où l'écoulement sanguin par le rectum se rétablit.

Le nouveau flux hémorrhoïdal ne tarda pas à s'accroître, et bientôt le malade en vint à perdre du sang à chaque selle; la quantité de l'écoulement ne dépassait guère un demi-verre à liqueur. Bientôt une petite tumeur apparut à l'anus, faisant saillie au dehors au moment des garderobes, se réduisant d'elle-même après la défécation.

Une année se passa de la sorte, à la fin de laquelle le malade commença à se sentir affaibli par les hémorrhagies continuelles auxquelles il était sujet. Son teint, qui avait déjà pâli depuis plusieurs années, s'altéra davantage.

Dans les dix-huit mois qui suivirent, les pertes sanguines s'accrurent en se répétant à chaque selle aussi bien que dans l'intervalle des garderobes : quelquefois le malade allait jusqu'à perdre un demi-verre de sang. La tumeur de l'anus se développa, continuant de sortir à chaque garderobe.

Depuis six mois, la tumeur a commencé à faire issue au dehors, même dans l'intervalle des selles, sous l'influence du moindre effort, en sorte que le malade est forcé, plusieurs fois par jour, de pratiquer sur elle un taxis douloureux. De plus, chaque sortie de la tumeur s'accompagne de pertes de sang dont la quantité varie, mais atteint souvent la valeur d'un grand verre.

Dans ces derniers temps, le malade, après avoir consulté plusieurs médecins qui lui avaient conseillé des bains de siége froids, des lavements d'écorce de chêne, de feuilles de noyer, etc., etc., eut l'idée de s'introduire dans le rectum des mèches imbibées d'alcool camphré. Il en résulta des douleurs très-vives et des hémorrhagies de plus en plus abondantes jusqu'à ces derniers jours.

Ces hémorrhagies se sont accompagnées d'un affaiblissement proportionnel à leur fréquence et à leur intensité. Le malade a beaucoup maigri depuis six mois ; mais c'est surtout depuis trois mois que les forces se sont perdues, que la peau a pris la teinte jaunâtre qu'elle présente aujourd'hui, et que l'appétit a disparu. Depuis trois mois, essoufflement dans la marche, lassitude, courbature générale, faiblesse des membres, sentiment de langueur et de tristesse, palpitations datant de trois à quatre semaines.

Le malade a continué les travaux de sa profession jusqu'au 20 de ce mois, mais depuis longtemps il était forcé de se ménager et d'abréger les heures de travail ; dans la dernière semaine, il avait été pris plusieurs fois de vertiges, d'étourdissements, et ce fut à la suite d'un accident semblable, survenu le 20 mai, qu'il se vit contraint d'abandonner son atelier.

Etat actuel. — Visage amaigri, teinte jaunâtre, sub-ictérique de la peau du visage et de celle du corps. Muqueuses décolorées ; sclérotique très-pâle, avec reflet bleuâtre.

Faiblesse extrême : le malade est dans l'impossibilité complète d'exercer sa profession ; il peut encore faire de petites courses, mais il est très-promptement essoufflé.

Appétit très-diminué, digestions d'ailleurs faciles, selles régulières, quotidiennes, toujours accompagnées de sang.

Pouls fréquent, donnant 108 pulsations par minute et conservant encore assez de plénitude et de force. Premier bruit du cœur légèrement soufflant ; ce souffle a son maximum à la base et à gauche. Souffle intermittent, assez doux, dans les vaisseaux du cou, correspondant à la diastole artérielle. Respiration normale ; essoufflement très-facile à produire. Rien d'anormal à la percussion et à l'auscultation.

Organes des sens intacts. Pas de vertiges ni d'étourdissements depuis que le malade a quitté son travail. Point de varices aux jambes ni de varicocèle. Le père du malade est affecté d'hémorroïdes.

Le malade étant au lit, la tumeur est rentrée dans le rectum, mais un seul effort la fait aussitôt sortir de l'anus. Elle se présente sous la forme d'un énorme bourrelet circulaire, dont les dimensions sont les suivantes : diamètre antéro-postérieur, 7 centimètres ; diamètre transversal, 5 centimètres ; circonférence, 18 centimètres.

L'épaisseur du bourrelet est plus considérable à droite qu'à gauche ; à droite, le bourrelet offre le volume d'un gros orteil d'adulte ; à gauche, celui du doigt médius.

Il est formé par la réunion de plusieurs mamelons charnus que séparent des sillons plus ou moins profonds. L'orifice anal n'est indiqué que par une simple fente linéaire antéro-postérieure, située non au centre du bourrelet, mais vers la partie gauche et supérieure de la tumeur.

Ces divers mamelons varient pour l'aspect : les uns, les plus volumineux, sont rosés, presque rouges, avec taches noires ecchymotiques ; ils saignent au moindre contact ; leur surface est évidemment constituée par la muqueuse rectale ; les autres, plus petits, sont blanchâtres, acuminés, consistants : ce sont de simples marisques.

Le sang que fournit la tumeur pendant cette exploration est remarquablement aqueux. Il laisse sur le linge une tache rosée, très-pâle, surtout vers les bords.

Le malade est soumis préventivement à l'alcoolature d'aconit.

Le 28 mai, on procède à l'opération. Le malade est endormi au chloroforme. On remarque que pendant toute la durée du sommeil chloroformique la peau se couvre de sueur très-abondante.

M. Chassaignac fait précéder l'opération de la dilatation du sphincter, dans le but de prévenir le resserrement consécutif de l'intestin. La tumeur hémorrhoïdale est saisie à l'intérieur du rectum par l'érigne à branches multiples divergentes, puis amenée au dehors; une forte ligature embrasse le pédicule; l'anse de l'écraseur linéaire est passée au-dessus de ce fil, et l'on commence l'écrasement. Cette opération dure dix minutes. La plaie qui résulte de la séparation du bourrelet hémorrhoïdal ne donne pas une seule goutte de sang. Application sur l'anus de rondelles d'amadou; bandage en T. Alcoolature d'aconit. Bouillons.

J'ai étudié sur la pièce qui venait d'être enlevée la plaie produite par l'écraseur, en essayant de rendre aux parties, par une traction artificielle, la tension que doit leur donner sur le vivant l'élasticité naturelle des tissus. Cette plaie se présente sous forme d'un anneau ayant environ 2 centimètres de hauteur, bordé en bas par la peau, dont la surface de section est très-nette; en haut par la muqueuse coupée un peu moins régulièrement. Les parties étant replacées dans leur position normale, il est facile de constater que *la plaie a sa direction dans l'axe même du rectum*, car la surface de section est parallèle à la muqueuse intestinale retranchée.

Dans la journée même de l'opération, le malade n'a ressenti vers le rectum qu'une cuisson supportable; il a été calme, et s'est même endormi vers trois heures de l'après-midi. Il a ressenti jusqu'à six heures une certaine difficulté à uriner, avec cuisson légère dans le canal; mais la nuit il a uriné très-librement. Pas d'envie d'aller à la garderobe. Sommeil assez bon pendant la nuit.

Le 29 mai. Calme ce matin. Nulle douleur vers l'anus et pas d'envie d'aller à la garderobe. Pouls un peu vif, à 100; langue blanche. Alcoolature d'aconit; potages.

Le 30 mai, même état. 112 pulsations; un peu de chaleur à la peau. Sommeil cette nuit. Ventre un peu ballonné. Le pansement étant enlevé, une exploration minutieuse fait reconnaître l'impossibilité de faire pénétrer dans le rectum une sonde de femme; la partie inférieure de l'intestin est oblitérée par l'accolement des lèvres de la plaie. M. Chassaignac détruit avec le doigt ces adhérences encore faibles. Bouteille d'eau de Sedlitz. Une portion.

Le 31 mai, trois ou quatre selles à la suite du médicament, peu douloureuses. Bon état; nulle douleur dans l'intervalle des garderobes. La nuit un peu de chaleur à la peau, mais sans sueurs; pas de frissons.

On place une mèche dans le rectum. Alcoolature d'aconit.

Le 2 juin, même état. Pas de selles. 15 grammes d'huile de ricin. Lavement; quelques garderobes fort peu douloureuses.

Le 3 juin, on commence l'emploi du tartrate de fer. Dans les jours qui suivent, l'état du malade continue à être des plus satisfaisants; l'appétit renaît; les digestions sont faciles; les selles, aidées de quelques lavements, deviennent presque quotidiennes, et le passage des matières n'occasionne presque pas de douleur. Le malade commence à se lever le 12 juin, et, dans les jours suivants, il s'exerce à quelques promenades. Il n'éprouve aucune douleur pendant la marche. La petite plaie fournit à peine un léger suintement; elle est d'aspect rosé, peu douloureuse.

A la fin de la première quinzaine de juin, les selles ne sont plus douloureuses; elles deviennent assez régulières; aucune ne s'accompagne d'écoulement sanguin. L'état général est très-satisfaisant. Appétit; digestions normales. La face a pris une expression plus vive; les yeux sont plus animés; les muqueuses commencent à reprendre de la couleur, et l'on peut même constater sur les joues un certain reflet rosé qui commence à se mêler à la teinte jaunâtre du visage. Les forces se sont notablement accrues; le malade peut se lever et faire quelques promenades. Le souffle vasculaire persiste, il semble même peut-être un peu plus prononcé qu'au début.

Depuis quelques jours on a supprimé l'alcoolature d'aconit. Fer réduit par l'hydrogène.

On est assez généralement porté à considérer l'affection hémorrhoïdaire comme n'étant pas une maladie de l'enfance, ni même de la première jeunesse. Il ne faut pas croire, cependant, qu'on n'observe jamais de tumeurs hémorrhoïdales chez les jeunes sujets, et l'observation ci-dessus est précisément un exemple de la précocité des dispositions hémorrhoïdaires chez certains individus, puisque, dès l'âge de dix ans, le malade avait éprouvé à la région anale quelques indices précurseurs de l'affection hémorrhoïdale si considérable dont il a été atteint plus tard. On voit, en outre, qu'à partir de dix-sept ans, les selles s'accompagnèrent toujours de la sortie d'une certaine quantité de sang.

On trouve chez ce malade, aussi bien que chez plusieurs de ceux dont nous avons rapporté l'observation, un exemple du fait bien connu, du reste, de la périodicité hémorrhagique qui, chez l'homme, constitue une sorte de menstruation. Nous n'insistons pas sur cette circonstance, considérée en elle-même et dans ses lois physiologiques, mais nous la rapprochons d'un fait extrêmement curieux et inattendu, selon nous, c'est l'impunité avec laquelle on supprime, par le fait de l'opération, un phénomène qui, par la régularité de ses retours, semblait avoir pris le caractère d'un véritable besoin de l'économie. Il faut de deux choses l'une, ou que nous ayons bien mal observé, ou qu'on ait singulièrement exagéré les conséquences de ce fameux fait de la suppression du flux hémorrhoïdaire qui reparaît à chaque page de l'histoire étiologique des maladies. Mais nous pouvons affirmer que pas un seul des malades que nous avons opérés, soit à l'époque où nous faisions usage du fer rouge, soit depuis que nous employons l'écrasement linéaire, ne nous a donné lieu de noter le moindre accident fâcheux comme conséquence de la suppression chirurgicale du flux hémorrhoïdaire.

Sans contester d'une manière absolue des opinions qui, dans l'esprit de beaucoup de savants praticiens, s'élèvent presque à la hauteur d'une croyance, nous ne pouvons nous empêcher de penser qu'il y a eu beaucoup d'exagération dans l'importance étiologique qu'on a donnée à la suppression du flux hémorrhoïdal. Ici, comme dans beaucoup d'autres circonstances, l'effet a été pris pour la cause, et nous croyons que chez un grand nombre de sujets le début inaperçu de certaines lésions internes a provoqué la cessation de flux hémorrhoïdaux, à la suppression desquels on a attribué des maladies déjà existantes à l'époque où elle a eu lieu.

Sans vouloir heurter inconsidérément des opinions devenues respectables par l'adhésion que leur ont donnée les pathologistes les plus accrédités, nous dirons qu'il résulte pour nous, de tout ce que nous avons observé, qu'il n'y a, du fait de la suppression du flux hémorrhoïdal ultérieurement à l'opération, aucune contre-indication empêchant de recourir à ce précieux moyen. Nous croyons que beaucoup de sujets hémorrhoïdaires restent volontairement victimes d'une pénible et dégoûtante infirmité, qui pourraient rentrer dans les conditions de la santé la plus normale, s'ils n'étaient intimidés par l'idée d'une suppression dangereuse.

Contrairement donc à une opinion qui ne s'est pas trouvée en harmonie avec les faits assez nombreux qu'il nous a été donné d'observer, nous serions conduit, comme déduction logique de nos observations, à cette proposition, que les tumeurs hémorrhoïdales sont des maladies *qu'il n'est pas dangereux de guérir*.

Entre autres particularités curieuses de l'observation qui vient d'être rapportée, nous rappellerons cette sorte de guérison spontanée de l'affection hémorrhoïdaire, guérison qui dura près de six mois. On remarquera tout d'abord que cette guérison succéda à une inflammation violente. Il ne manque pas d'exemples de guérisons plus durables encore dues à la même cause. Quel en est le mécanisme? Pourquoi la guérison n'a-t-elle été que temporaire au lieu d'être définitive?

Le mécanisme de ce mode de guérison s'accomplit par l'intervention du sphacèle. Nous avons été à même d'observer des cas dans lesquels la gangrène a joué le rôle d'un moyen de traitement. Mais, dira-t-on, si la gangrène amène la disparition d'une tumeur hémorrhoïdale, elle le fait sans doute d'une manière plus ou moins analogue à celle des moyens thérapeutiques par lesquels on détruit ces tumeurs. Dès lors, puisque la destruction chirurgicale des tumeurs hémorrhoïdaires en produit la guérison radicale, pourquoi le sphacèle de la tumeur n'a-t-il donné lieu, dans le cas particulier, qu'à une guérison aussi passagère, puisqu'elle n'a duré que six mois?

Je crois avoir trouvé l'explication de ce fait dans mes études sur la gangrène spontanée des tumeurs hémorrhoïdales. J'ai remarqué, en effet, et je ne sais si mes observations concordent à cet égard avec celles des autres chirurgiens, j'ai remarqué, dis-je, que les gangrènes hémorrhoïdaires se présentent sous forme de plaques, et ne comprennent jamais toute l'épaisseur de la tumeur. Plusieurs des faits contenus dans ce travail, et notamment l'observation de madame Priquet, offrent un exemple de ces gangrènes par plaques dans des conditions où il n'y avait pas lieu à se méprendre sur l'étendue du sphacèle. Mais j'ai vu des cas où ces gangrènes superficielles, au lieu de faire tache à la surface de la tumeur, en enveloppaient toute la périphérie. Dans des cas de ce genre, il n'est pas étonnant que certains observateurs aient considéré la gangrène comme s'étant emparée de la masse hémorrhoïdale tout entière. Mais ce qui m'explique comment la destruction sphacélique n'amène point la guérison radicale, comme le fait la destruction par le fer rouge, c'est que, selon moi, la plupart du temps le sphacèle spontané des tumeurs hémorrhoïdales ne siége qu'à la superficie, et qu'il ne détruit pas totalement la tumeur. On conçoit donc comment certaines guérisons spontanées peuvent n'être que temporaires, alors que des guérisons obtenues chirurgicalement seraient définitives.

On doit noter, du reste, que pendant la durée de la guérison temporaire, qui fut de six mois chez notre malade, des hémorrhagies supplémentaires et sous forme d'épistaxis furent observées.

Il y aurait donc pour les bourrelets hémorrhoïdaux étranglés et enflammés plusieurs modes de sphacèle : le sphacèle par plaques isolées, le sphacèle par plaque générale recouvrant toute la tumeur, et enfin le sphacèle de toute l'épaisseur.

A l'égard de la manière dont se comportent les tumeurs hémorrhoïdales, il y a deux catégories, ou, si l'on veut, deux degrés, parmi les sujets hémorrhoïdaires : ceux chez lesquels les tumeurs ne sortent que pendant l'acte de la défécation, ceux chez lesquels les tumeurs restent au dehors d'une manière continue et à l'état, sinon d'irréductibilité, du moins de non-réduction habituelle. Nous avons parlé de deux degrés, parce que l'un des deux états succède quelquefois à l'autre, et n'en est que le développement exagéré. Ainsi, chez notre malade, il a été parfaitement noté que pendant un temps les tumeurs hémorrhoïdaires ne se manifestaient au dehors qu'à l'occasion des selles, tandis qu'à une autre époque, c'est-à-dire dans les six derniers mois qui ont précédé l'opération, les tumeurs faisaient saillie, même dans l'intervalle des garde-robes, sous l'influence du moindre effort, en sorte que le malade était obligé plusieurs fois par jour de pratiquer un taxis assez douloureux.

Il est évident que quand la maladie en est arrivée à ce dernier degré, elle est tout bonnement intolérable.

Nous avions à cœur de vérifier chez ce malade une opinion qui nous avait été suggérée par l'observation du malade de M. Rodenberg. Ayant eu à combattre chez le premier de ces malades la névralgie spasmodique du sphincter, une fistule à l'anus et une tumeur hémorrhoïdale, nous avions été surpris de l'excessive bénignité des suites de la triple opération. Nous avions attribué particulièrement l'absence des douleurs consécutives à ce que, dans le but de remédier à l'état spasmodique du sphincter, nous avions eu recours à la dilatation forcée de celui-ci préalablement à toute autre manœuvre opératoire. Nous nous étions proposé dès lors de ne point laisser échapper l'occasion d'arriver à connaître expérimentalement quelle était la valeur de la dilatation préalable du sphincter dans l'ablation des bourrelets hémorroïdaux, et l'effet que cette dilatation pouvait avoir sur les phénomènes douloureux qui peuvent succéder à l'opération, soit pendant la défécation, soit pendant l'émission des urines, soit enfin dans l'intervalle de ces deux fonctions. Nous eûmes donc soin, dans le cas actuel, de recourir à la dilatation préalable et forcée du sphincter.

Nos prévisions, quant aux phénomènes douloureux, ont été vérifiées de la manière la plus complète. En effet, il n'est aucun des sujets opérés par nous pour des bourrelets hémorrhoïdaux annulaires, qui ait présenté l'absence de la douleur comme suite de l'opération au même degré que le sujet dont nous nous occupons actuellement. Mais nous avons vu d'autre part, contrairement à nos prévisions, que si la dilatation du sphincter tempérait les douleurs qui succèdent à l'amputation du bourrelet, elle n'empêchait point l'adhésion des surfaces de la plaie intestinale. Non-seulement l'absence de douleurs a été remarquée dans l'intervalle des garderobes, mais les premières selles qui ont eu lieu ont été exemptes de tout accompagnement douloureux. Un point que nous avons encore à signaler dans l'observation précédente, et qui est d'une grande importance, c'est la description complète de la pièce anatomique qui a été extraite par l'écrasement linéaire.

Il est une question de diagnostic différentiel d'un grand intérêt au point de vue des opérations que l'on pourrait être appelé à pratiquer pour des tumeurs placées à la périphérie de l'orifice anal. Il est nécessaire que le praticien soit à même de reconnaître les caractères distinctifs de ces diverses tumeurs ou excroissances, afin d'éviter tout contre-sens dans le traitement.

C'est parce que l'observation qu'on va lire et les remarques qui la suivent renferment quelques éléments utiles pour la solution de cette question, que nous avons cru devoir les soumettre au lecteur.

Observation XVIII. — *Tumeurs multiples développées à la marge et entre les plis rayonnés de l'anus. — Hémorrhoïdes. — Chute du rectum. — Condylomes.*

Courtaud (Jean-Marie), trente-sept ans, polisseur, entre le 10 décembre 1844 à l'Hôtel-Dieu, salle Saint-Côme, nº 39.

A son entrée, le malade ne pouvait ni marcher, ni s'asseoir sans douleur, et éprouvait au moment de la défécation une sensation d'ardeur telle, qu'il la comparait à celle que produirait le contact d'un fer rouge. Ces divers accidents étaient dus aux hémorrhoïdes que le malade porte, dit-il, depuis l'âge de douze ans, et qui de temps en temps saignent abondamment. Il existe d'ailleurs une constipation habituelle, et souvent trois jours se passent sans qu'il y ait de garde-robes.

Il y a douze ans, Courtaud a eu une gonorrhée et des chancres volants.

L'examen du malade prouva qu'il y avait en effet, autour de l'orifice anal, non-seulement des tumeurs hémorrhoïdales, mais encore des condylomes et un bourrelet circulaire formé par le prolapsus de la muqueuse rectale.

Sur tout le pourtour de l'anus on voyait deux espèces de tumeurs, toutes les deux situées sur les bords de l'orifice, toutes les deux paraissant se continuer avec la muqueuse rectale, toutes les deux augmentant de volume par les contractions du diaphragme et des muscles abdominaux.

Parmi ces tumeurs, les unes étaient larges, sessiles; leur base se confondait insensiblement avec la muqueuse de l'intestin; elles étaient rosées comme celle-ci, plissées et froncées à leur surface. C'était l'intestin lui-même en état de prolapsus.

Les autres, d'un rouge bleuâtre, lisses, de consistance ferme, se montraient au dehors pendant les efforts de la défécation qu'on faisait faire au malade. Elles étaient arrondies, pyriformes et pourvues d'un pédicule très-distinct. Leur attouchement était douloureux. C'étaient les tumeurs hémorhroïdales.

Un peu plus au-dessous du cercle anal, apparaissaient d'autres tumeurs très-dissemblables entre elles quant à la forme. Elles n'étaient ni froncées, ni feuilletées, pour ainsi dire, comme les bourrelets formés par la muqueuse rectale prolapsée, ni arrondies, pyriformes et pédiculées comme les tumeurs hémorrhoïdales. Elles étaient situées entre les plis rayonnés de l'anus. Leur base, large et sessile, faisait corps avec les tissus à la surface desquels elles se trouvaient. Chacune de ces tumeurs se détachait nettement, brusquement et sous des angles à peu près égaux de sa surface d'implantation, surface au-dessus de laquelle elle proéminait plus ou moins, offrant des facettes planes ou à peu près, séparées par des angles saillants. Cette dernière série de tumeurs n'était autre chose que des condylomes.

On se contenta de cautériser avec le nitrate d'argent d'abord, puis avec la pâte de Vienne, les tumeurs condylomateuses, qui furent ainsi détruites. On fut dispensé de remédier au prolapsus du rectum. Il disparut de lui-même sous l'influence du repos et à la faveur des conditions hygiéniques dans lesquelles se trouvait le malade.

Ce dernier sort aujourd'hui, 19 janvier 1845, complétement débarrassé de ses condylomes; mais il garde toujours ses bourrelets hémorrhoïdaux.

Le but que nous nous sommes proposé, en rapportant cette observation, c'est de mettre en relief, et par une description prise sur nature, les caractères différentiels de certaines tumeurs qui peuvent s'observer simultanément à la région anale, et sur le caractère de chacune desquelles il importe que le praticien soit fixé. Ainsi, alors même que les trois ordres de tumeurs se présenteraient chez le même individu, voici les signes distinctifs qui permettraient d'assigner sur-le-champ à chacune d'elles sa véritable nature.

Tumeurs larges, sessiles, se confondant insensiblement par leur base avec la muqueuse rectale, rosées comme celle-ci, plissées et froncées à leur surface. C'est le prolapsus du rectum.

Tumeurs d'un rouge bleuâtre, lisses, de consistance ferme, se montrant au dehors par les efforts de défécation qu'on fait faire au malade, arrondies, pyriformes, pédiculées, douloureuses au toucher. Ce sont les hémorrhoïdes.

Tumeurs très-dissemblables entre elles quant à la forme, siégeant entre les plis rayonnés de l'anus, faisant corps par leur base, qui est large et sessile, avec les tissus à la surface desquels elles font relief, se détachant nettement, brusquement de leur point d'implantation, offrant des facettes planes ou à peu près, séparées les unes des autres par des angles saillants. Ce sont les condylomes

Ces trois espèces de tumeurs sont disposées autour de l'orifice anal sur trois lignes concentriques, de telle sorte que le prolapsus du rectum forme la rangée la plus centrale, les condylomes la rangée la plus éloignée, et les hémorrhoïdes la rangée intermédiaire.

CONCLUSIONS.

1° Les accidents anémiques auxquels peut donner lieu l'existence d'un bourrelet hémorrhoïdal volumineux sont des causes assez fréquentes de méprises diagnostiques, consistant à croire qu'il existe des affections viscérales de la poitrine ou de l'abdomen.

2° Quelque grave que paraisse l'état d'un malade atteint de tumeurs hémorrhoïdales, il ne faut pas renoncer à l'opération, celle-ci pouvant devenir le point de départ d'une amélioration tout à fait inattendue (voyez obs. de Peigné).

3° Les accompagnements locaux de l'affection hémorrhoïdaire sont : 1° les fistules à l'anus ; 2° les abcès à l'anus ; 3° la fissure anale avec ou sans spasme du sphincter ; 4° des dilatations ampullaires considérables du rectum ; 5° des hernies abdominales, soit simples, soit multiples ; 6° des rétrécissements urétraux.

4° Parmi ces accompagnements, les uns remplissent à l'égard des hémorrhoïdes le rôle de causes (rétrécissement urétral), les autres se présentent comme effet de l'existence des hémorrhoïdes (abcès, spasmes du sphincter) ; d'autres enfin, comme l'engorgement prostatique, jouent le double rôle de cause et d'effet à la fois.

5° L'usage préalable des purgations et des douches intestinales est de rigueur avant l'ablation des tumeurs hémorrhoïdales par l'écrasement linéaire.

6° Les malades qui vont être soumis à l'ablation de tumeurs hémorrhoïdales par la méthode de l'écrasement, doivent toujours être amenés à l'état de tolérance anesthésique par l'emploi du chloroforme.

7° On ne doit jamais appliquer l'écrasement linéaire aux tumeurs hémorrhoïdales sans les avoir préalablement pédiculisées.

8° On peut pédiculiser les tumeurs hémorrhoïdales latérales sans autre secours que l'extrémité des deux doigts indicateurs, dont l'un, courbé en manière de crochet, ramène la tumeur du dedans au dehors, tandis que l'autre fait contre-appui à la limite cutanée du bourrelet hémorrhoïdal.

9° La ligature préalable pour la pédiculisation des tumeurs qui vont être soumises au broiement linéaire, est non-seulement utile, mais même indispensable.

10° Chez tous les sujets qui doivent être soumis à l'ablation de tumeurs hémorrhoïdales, il importe de recourir à un cathétérisme urétral préalable ; cela dans le double but d'une exploration et d'une préparation utiles pour les cas où le cathétérisme viendrait à être indispensable plus tard.

11° L'ablation des bourrelets hémorrhoïdaux circulaires se fait d'une manière complète en une seule fois par le concours de l'érigne à branches multiples et de l'écraseur.

12° Lorsque l'écrasement est conduit avec les précautions que nous avons indiquées, on peut obtenir la séparation des tumeurs hémorrhoïdales sans effusion de sang.

13° L'ablation des tumeurs hémorrhoïdales par l'écrasement linéaire permet d'étudier anatomiquement la structure intime de ces tumeurs.

14° L'absence d'hémorrhagie, soit primitive, soit consécutive, doit être considérée comme un fait absolu à la suite de l'écrasement linéaire, quand celui-ci est pratiqué avec les précautions dont nous avons parlé.

15° La suppuration de la plaie qui succède à l'écrasement linéaire est presque nulle ; elle consiste dans le suintement très-faible, d'une humidité muqueuse.

16° La douleur qui succède à l'ablation des tumeurs hémorrhoïdales par l'écrasement linéaire est beaucoup plus courte que celle qu'on observe après les diverses méthodes de cautérisation.

17° Dans l'ablation par écrasement linéaire d'un bourrelet hémorrhoïdal circulaire, il arrive quelquefois que dans l'espace des premières vingt-quatre heures qui suivent l'opération il s'établit par le travail adhésif une occlusion complète de la plaie circulaire qui a été produite par l'instrument. Le chirurgien doit s'attacher à prévenir cette adhésion, dont l'effet est de clore l'extrémité de l'intestin rectum.

18° Les moyens de prévenir l'occlusion adhésive de la plaie circulaire sont : 1° l'introduction d'une mèche au moment même où l'opération vient d'être faite ; 2° l'introduction d'une mèche au bout de vingt-quatre heures ; 3° la division du bourrelet en deux moitiés, de manière à écraser chaque moitié séparément. De ces divers moyens, l'introduction d'une mèche au bout de vingt-quatre heures est celui auquel on doit donner la préférence.

19° Au bout de vingt-quatre heures après l'opération, il est nécessaire de s'assurer de la perméabilité de l'intestin, soit en opérant le décollement avec le doigt, soit en introduisant une algalie.

20° Dans la tuméfaction du ventre, qui succède, chez certains sujets, à l'ablation d'un bourrelet hémorrhoïdal volumineux, il importe de distinguer ce qui peut dépendre de la rétention d'urine, à laquelle on remédie sur-le-champ par le cathétérisme, ce qui peut tenir à la distension par inertie intestinale, distension qu'on fait cesser par l'introduction d'une sonde élastique propre à favoriser l'issue des gaz, et enfin ce qui dépend d'une péritonite.

21° Aucun des malades opérés par écrasement linéaire, soit de tumeurs hémorrhoïdales latérales, soit de bourrelets circulaires, n'a jamais éprouvé jusqu'ici de difficultés sérieuses et durables dans les fonctions de l'intestin.

22° Chez beaucoup de malades opérés de tumeurs hémorrhoïdales par écrasement, les suites de l'opération sont tellement simples que, dès le troisième jour, ils sont en état de quitter l'hôpital et de reprendre leurs travaux. (Observations de Roux et de Phil. Claude.)

Paris.—Imprimé chez Bonaventure et Ducessois, 55, quai des Augustins.

www.ingramcontent.com/pod-product-compliance
Ingram Content Group UK Ltd.
Pitfield, Milton Keynes, MK11 3LW, UK
UKHW021106270726
13993UKWH00006B/1046

9 782329 161709